看護事故の舞台裏

22事例から徹底的に学ぼう

磐梯町医療センター
東京海上日動メディカルサービス顧問

長野展久
Nagano Nobuhisa

医学書院

看護事故の舞台裏──22事例から徹底的に学ぼう

発　行　2016年11月15日　第1版第1刷©

著　者　長野展久

発行者　株式会社　医学書院
　　　　代表取締役　金原　優
　　　　〒113-8719　東京都文京区本郷1-28-23
　　　　電話　03-3817-5600（社内案内）

印刷・製本　横山印刷

本書の複製権・翻訳権・上映権・譲渡権・公衆送信権（送信可能化権を含む）は株式会社医学書院が保有します.

ISBN978-4-260-02866-0

本書を無断で複製する行為（複写,スキャン,デジタルデータ化など）は,「私的使用のための複製」など著作権法上の限られた例外を除き禁じられています.大学,病院,診療所,企業などにおいて,業務上使用する目的（診療,研究活動を含む）で上記の行為を行うことは,その使用範囲が内部的であっても,私的使用には該当せず,違法です.また私的使用に該当する場合であっても,代行業者等の第三者に依頼して上記の行為を行うことは違法となります.

JCOPY〈出版者著作権管理機構　委託出版物〉

本書の無断複製は著作権法上での例外を除き禁じられています.複製される場合は,そのつど事前に,出版者著作権管理機構（電話 03-3513-6969,FAX 03-3513-6979,info@jcopy.or.jp）の許諾を得てください.

はじめに

● 医療事故をめぐる 15 年の変化

　医療事故が社会問題化したきっかけは，1999 年 1 月 11 日に起こった大学病院の患者取り違え事件でした。肺手術の 84 歳男性と心臓手術の 74 歳男性を，手術室交換ホールで取り違えてしまい，複数の病院スタッフが気付くチャンスがありながら皮膚の切開後に初めて間違いが分かったという，あってはならない医療事故です。

　そのわずか 1 カ月後の 2 月 11 日には，都立病院の整形外科病棟に入院していた 58 歳の女性が，術後の抗菌薬投与に続いてヘパリン入り生理食塩水を静脈ラインに注入された直後に急死しました。死亡後の調査で，注入されていたのはヘパリン入り生理食塩水ではなく，消毒薬のヒビテン・グルコネート液であったことが分かり，なぜこのような単純な間違いが起こるのかということで大問題へと発展し，医療界全体に疑いの眼差しが向けられるようになりました。

　それから約 15 年，この間に医療安全の重要性が浸透して各施設が積極的に事故防止に取り組むようになりました。患者識別用のリストバンドや消毒薬用の色付きシリンジを使用するのも，医療現場では当たり前になっています。その結果，少なくとも社会に大きな衝撃を与えるような医療事故はかなり少なくなったと思います。

●「頑張る」よりも「きちんとやる」
　　──事故防止に欠かせない「基本的行為」

　冒頭で紹介した 2 つの事件は，いずれも看護師が当事者となった「看護事故」でした。その内容を詳細に見ると，責任を追及された看護師たちは決して怠けていたとか注意が散漫だったというわけではないと思います。

　患者取り違え事故は 1 名の看護師が 2 名の手術患者を同時に手術

室へ搬送した中で発生していますし，消毒薬誤注射事故では，ヘパリン入り生理食塩水の入った注射器へ「ヒビグル」とマジックで書いたメモを間違えて貼り付けたことが原因でした。いずれの看護師も多忙を極める病院内で日々の業務を頑張ってこなしていただけに残念でなりません。

　この「頑張る」という言葉は看護師にとってとても身近に感じる表現でしょう。「つらい夜勤も頑張ろう」と自分を励まし，褥瘡ができないように「腰が痛いけれど頑張って体位変換」，申し送りの後は「疲れているけど，頑張って看護記録を書こう」といった具合です。

　しかし，闇雲に頑張ってもゼロにはできないのが医療事故です。ミスを起こさないよう頑張ろうという「掛け声」自体は立派ですが，それではどういうふうに頑張ればいいのでしょうか？　頑張ることで思考停止状態となっていないかどうか，もう一度考えてみてください。あえて申し上げるなら，「頑張る」ことも大事ですが，それよりも基本的な行為を「きちんとやる」ことの方が医療安全には欠かせないポイントです。

● 塩化カリウムのワンショット注入事故
──スキップされた「投与方法の確認」

　それを考える上で教訓的な事例をもう1つ取り上げます。2002年，塩化カリウム注射液による死亡事故が起こりました。採血結果で血中カリウム値が低い患者へ「塩化カリウム1アンプル入れといて」と主治医が臨時指示を出したところ，いくつもの業務を掛け持ちしていた担当看護師はテキパキと塩化カリウムのアンプルをカットし，10 mLのシリンジに移し替えました。そして静脈ラインの三方活栓からワンショットで塩化カリウムを注射したのです。著しい高カリウム血症になると心臓が停止することは絶対忘れてはならない医学的常識ですが，患者の心臓もその通りに停止し，死亡に至りました。担当看護師には執行猶予付きの有罪判決が下されるとともに，数カ月間の看護師免許停止という厳しい行政処分がつきました。

もし医師が「塩化カリウム1アンプルを点滴のメインボトルの中に混注してください」と明確に指示し，それを受けた看護師が，「塩化カリウム1アンプルをメインボトルの中に混注ですね」と復唱していれば，事故は起こらなかったはずです。投与方法の指示を復唱するという基本的行為をスキップしてしまった故の結果と言えます。

　しかし，その後も事故の教訓は活かされることなく，塩化カリウムに関連する事故の報道が相次ぎました。それを受けてようやく医療界も重大問題と捉えて再発防止に動き出し，三方活栓にはつながらない形状の注射器に塩化カリウムを充填したプレフィルドシリンジが開発されました。

　このように，1つひとつの事例を見ていくことで，基本的行為を守ることの重要性，塩化カリウムの持つリスク，ワンショット静注できない注射器の工夫など，再発防止に活かせるヒントが隠れていることに気付きます。

●本書のねらい

　わたしはこれまで損害保険会社の顧問医という立場で，患者側からクレームを申し立てられた医療事故の賠償金支払いをめぐり，医療機関側にミスがあるかどうかアドバイスする業務を担当してきました。

　損害保険会社に寄せられる医療事故の案件は年々増え続け，看護師が直接の当事者となった看護事故の件数も相当な数に上ります。各々の事例をつぶさに見ていくと，前述のように，病院や診療所で働く看護師にとって役立つ大事なヒントが含まれていますが，残念ながらほとんどの事故は公表されません。もちろん，当事者たちの間では再発防止策が検討されますが，それを多くの医療機関で共有することは難しく，結果として同じような事故が繰り返されることになってしまいます。

　そうした例を多く見てきた経験から，雑誌『看護管理』2014年1月号から2015年12月号にかけて，「看護事故の舞台裏」と題する連載を執筆しました。この連載のねらいは**実際に起こった事故**を題材とし

て，その背景を分析し，再発防止策を提示することでした。本書は，その連載をベースに大幅に加筆・修正，再構成したものです。

●各 Case の構成

本書は 4 つの章からなり，全部で 22 の Case（事例）を紹介しています。それぞれの Case は次のように構成されています。

■ 事例を紹介するにあたって

事例の概略やポイント，関連する社会情勢などを紹介します。予備知識として知っておいていただきたいことを記しています。

■ 事例を読みながら考える問い

事例を読み進めながら考えてもらいたい問いを提示しています。ただ事例を追っていくのではなく，問いに対する答えを考えながら読んでください。事例検討において模範解答はないと思いますので記載していませんが，次に続く事例のポイントや，再発防止のためのポイントをヒントに最適な解決策を見つけてください。

■ 事例のポイントの整理

事例検討に入る前に，事例のポイントを整理します。重要なポイントが読み取れているかどうかを確認してみてください。

■ 再発防止のためのポイント

事例検討の結果から，再発防止のために重要だと考えられるポイントを記載しています。それらのポイントを中心に再発防止策を考察します。

本書では，これからますます重要となる高齢者にまつわる事例をできる限り多く取り上げています。上記の構成に沿って，自発的に考えつつ事例を疑似体験していただき，日常業務の中にも重大な事故につながるリスクがあることを実感していただければ幸いです。

2016 年 9 月

長野展久

目次

第 1 章　高齢患者と看護事故
認知症・せん妄患者の失踪や転倒・転落　1

- **Case 1**　認知症高齢者の徘徊・失踪事故
  今問われる「結果回避義務」とは？　2
- **Case 2**　夜間せん妄に対する身体拘束
  なぜ問題となるのかを事例から考える　11
- **Case 3**　転倒・転落事故① 転倒・転落を繰り返す患者
  適切な看護を受ける期待権　22
- **Case 4**　転倒・転落事故② 身体拘束拒否後の転倒・転落
  患者・家族と医療スタッフ間の認知のズレとは　32
- **Case 5**　転倒・転落事故③ 身体拘束をすり抜けて転落
  看護行為の適切さの証明　42

第 2 章　高齢患者と看護事故
問題行動，誤嚥，入浴中の事故など　53

- **Case 6**　ナースコールを押し続ける高齢患者への対応
  ダミーのナースコールは使用してよいでしょうか？　54
- **Case 7**　紙おむつを食べる認知症患者
  異食による窒息死は防げたのか？　64
- **Case 8**　入浴中の事故
  高齢患者の見守りはどこまで必要？　74
- **Case 9**　おにぎり誤嚥事故
  看護記録への追記は要注意　83

第 3 章 基本的行為と看護事故　　93

Case 10 褥瘡と患者家族の心象
　　　　　誠実な対応を心掛けることの重要性 　94

Case 11 人工呼吸器へのエタノール誤注入
　　　　　滅菌精製水との取り違え 　104

Case 12 その気管孔は塞がないで！
　　　　　情報共有不足が引き起こした重大事故 　119

Case 13 異型輸血① 大学病院の事例
　　　　　スキップされた複数の関門 　128

Case 14 異型輸血② 小児病院の事例
　　　　　電子カルテ認証の落とし穴 　135

Case 15 クレンメ閉め忘れ・フリーフロー事故
　　　　　まさか点滴が全開になるとは…… 　143

Case 16 防腐剤を内服指示！？
　　　　　あいまいな指示と知識不足が生んだミス 　153

Case 17 採血による神経損傷は不可抗力？
　　　　　医療ミスと判断された採血事故 　162

第 4 章 医療機器と看護事故　　175

Case 18 鳴り響くモニターのアラーム
　　　　　慣れが引き起こした重大事故 　176

Case 19 人工呼吸器の電源入れ忘れ
　　　　　繰り返される重大事故 　186

Case 20 タオルケットに隠れたパルスオキシメーター
　　　　　血中酸素をモニターしていたにもかかわらず窒息 　195

Case 21 残量ゼロの酸素ボンベ
　　　　　酸素が尽きるまで観察を忘れた重大事故 　204

Case 22 救急外来での電話対応
　　　　CVポート感染の発見が遅れて下半身麻痺 214

コラム

1　医療事故被害者の感情について 21
2　近年の医療職に対する行政処分の状況 52
3　まさかおむつを食べるなんて…… 73
4　医療事故と賠償金 92
5　裁判の限界 118
6　「うっかり」ミスは重大な過失か？ 142
7　余った医薬品の持ち出し 173
8　コミュニケーションエラー：研修中の苦い経験 223

おわりに 225
索引 227

第1章

高齢患者と看護事故

認知症・せん妄患者の失踪や転倒・転落

> 超高齢社会では，転倒・転落などの高齢者特有のリスクと背中合わせの看護が求められます。身体拘束の問題も避けて通ることはできません。高齢者の看護に潜むリスクを，看護事故の舞台裏を見ながら考えていきましょう。

Case 1 認知症高齢者の徘徊・失踪事故

今問われる「結果回避義務」とは？

　認知症が国民的な関心事になったのは，厚生労働省が2013年に発表した衝撃的な統計がきっかけでした。2012年の時点で認知症の患者数は462万人，軽度認知障害の高齢者が約400万人，合計して862万人。いよいよ「認知症800万人」「高齢者の4人に1人は認知症」という時代を迎えたことになります。

　認知症には何とか日常生活が自立している軽症例から，徘徊や妄想，攻撃的行動，不潔行為，異食などの行動・心理症状（behavioral and psychological symptoms of dementia：BPSD）が顕著な重症患者もいて，要介護度はさまざまです。そのうち認知症やその疑いがあって行方不明になる人は年間1万人近くにも上り，深刻な社会問題として取り沙汰されるようになりました。行方不明になっても無事発見されればよいのですが，なかには交通事故に巻き込まれて大けがをしたり，河川や海に転落して死亡する事例も散見されます。

　認知症の高齢者を自宅に閉じ込めて，24時間つきっきりの監視をするのはかなり大変ですから，家族が目を離した隙に徘徊することはある意味で仕方のない出来事だと思います。ところが病院や施設に入所中の高齢者が外に出て徘徊し，事故に遭った場合にはどうなるのでしょうか。Case 1では入院中の高齢者の徘徊をめぐるトラブル（和解例）を取り上げます。

事例：多発性脳梗塞・パーキンソン症候群と診断された79歳男性

事例を読みながら考える3つの問い

① 認知症高齢者の帰宅願望にはどのような対応が必要ですか？
② 病棟内を徘徊する高齢者の安全対策はどうしていますか？
③ 入院患者が行方不明になったときの対応はどうしていますか？

Aさんは農家の79歳の男性です。約10年前から手の震えが目立ち始め，やがて動作が緩慢となり歩行も不安定なため近所の内科医院を受診，多発性脳梗塞，パーキンソン症候群の疑いと診断されました。薬物療法によりいったん症状は改善傾向にありましたが，3年前からは食べ物の飲み込みに時間がかかるようになり，むせる頻度も増加しました。日常生活はほぼ自立していたものの，単独での外出は難しく，時々尿失禁があり，物忘れもだんだんと進行していきました。

当時のAさんは77歳の妻と2人暮らしで，近くに住む長女が時々Aさんの介護を手伝っていました。介護保険では要介護1と認定され，デイサービスやショートステイを利用していました。普段はおとなしいAさんでしたが，妻の言うことにいちいち腹を立てたり，声を荒げたり，財布を盗まれたと騒いだり，タバコを買いに行くと言って外出後に自宅が分からず帰れなくなったりなど，認知症による問題行動はだんだん悪化していました。

●誤嚥性肺炎を発症

2013年元日の朝，家族が少し目を離した隙にAさんはお雑煮の餅を丸ごと口に入れ，うまく飲み込めずにのどに詰まらせ顔面蒼白となってしまいました。気付いた長女が急いで背中を叩き，口をこじ開けて餅を取り出したところ何とか息ができるようになり，急場はしのぐことができました。ところが翌日には38度台の発熱が見られ，痰が増えてゼコゼコするため1月4日にB病院を受診，胸部X線写真

では両肺野に浸潤影が確認され，誤嚥性肺炎の診断で入院となりました。

初診時の血液検査で白血球1万6900/μL，CRP 9.2 mg/dLと炎症所見は高度であり，3 L/分の酸素投与下でも経皮的酸素飽和度（SpO_2）は80％台の後半が持続しました。やがて徐々に抗菌薬の効果が現れて解熱し，全身状態は改善し意識もはっきりしてきました。入院から10日後には白血球8200/μL，CRP 0.7 mg/dLと検査所見はほぼ正常化，胸部X線写真の浸潤影も改善して順調な経過をたどりました。

ところが，肺炎の回復とともに認知症の症状が加速し始めます。点滴の自己抜去，病棟内の徘徊，夜間に大声を出す，職員への暴言・暴力など，BPSDが著しくなりました。二次救急のB病院ではAさんのような慢性期の認知症患者への対応に限界がありましたので，入院から2週間後の1月18日に自宅近くの療養型C病院の2階病棟へ転院となりました。

●万全な看護体制のはずが……

Aさんが転院したC病院の病室は，ナースステーションのすぐ脇にあり，ステーション内からも看護師が容易に見守りできる設計になっていました。転院当初は傾眠がちなAさんでしたが，翌朝1月19日には意識レベルが若干改善し，そわそわしてベッドから降りようとする動作が見られたため，日中は車椅子に移乗させナースステーションに連れてきていました。それでも車椅子から立ち上がろうとしたり，「ちょっと行かなあかん」と言ってふらつく足で歩こうとするなど危険な状況でしたので，近くのソファに座らせ，床にはマットレスを敷いて転倒・転落に備えました。看護師が目を離すと，立ち上がって小刻み歩行を始めますが，説得すればおとなしくソファに座るという状況を繰り返していました。

12：00に食堂へ連れてこられたAさんは，出された昼食をほぼ自力で全量摂取し，その後は他の患者とともにテレビを鑑賞していました。12：40には食堂とナースステーションの前の廊下をつたい歩き

して，別の病室入り口に立っている A さんを見つけた看護助手が食堂へ連れ戻しました。

13：00 に担当看護師がナースステーションに戻ると，食堂にいたはずの A さんの姿がどこにも見えません。他の看護師にも声を掛けて病棟内をくまなく探しましたが，病院内では発見できませんでした。

● 近くで鳴り響くサイレン

A さんが行方不明になったという連絡を受けて，14：00 から C 病院の職員数名が病院周辺の捜索を開始しました。調べてみると病棟 2 階南側の非常口が開放されていたので，そこから院外に出て行方不明になったと考えられました。普段は内側から 2 カ所施錠されていますが，どうやら A さんは自分で 2 カ所とも解錠して非常口を開き，そこから階段を降りて院外に出たようです。常々「行かなあかん」と口癖のようにつぶやいており，帰宅願望が強かったために非常口から抜け出してしまったのでしょう。

捜索開始から約 1 時間後の 15：00 過ぎに，病院から約 500 m 離れた線路脇にサイレンを鳴らした救急車や消防車が次々と到着します。騒ぎを聞いた病院の事務職員が現場へ急行すると，パジャマ姿の高齢者が列車にひかれたことが分かりました。鉄道職員によれば，運転士が線路上にうずくまっている人影を発見し，直ちに汽笛を鳴らして急ブレーキをかけたものの，残念ながら間に合わなかったとのことでした。

病院長と看護師長が検死に立ち会い，身に付けていたリストバンドや衣類から A さんに間違いないことを確認し，遺体は警察署へ搬送されました（図 1-1）。

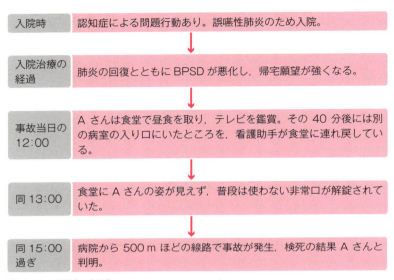

図 1-1　事例の経過

その後の展開

　Aさんは，もともと認知症が見られていた上に，入院という環境変化が影響して，普通では考えられない行動を起こしたことになります。ただしドアの鍵を2つとも外したり，線路保守用の非常階段をすり抜けて線路内に侵入するなど，一見して目的を持った行動と考えることもできます。しかし事故当時に抑うつ状態や希死念慮などはありませんでしたので，自殺の可能性は否定されました。

　Aさんが病院を出て徘徊し，列車にはねられて死亡するまでの経過説明を病院長から受けた家族は，突然の出来事に言葉を失います。いくら認知症の症状が進行していたとはいえ，入院のきっかけとなった誤嚥性肺炎は沈静化していただけに，「こんなことになるなんて信じられません」と家族は取り乱しました。それとともに，「認知症があ

ると分かっていながら，なぜ病院外へ出ないように気を付けてくれなかったのですか？」という，当然ともいえる疑問がわいてきます。

　それに対して病院長は，ちょうど昼時で職員の休憩時間と重なり，看護師の手も少なかったことや，非常口の2カ所の鍵を外すのはかなり難しいこと，たまたま線路の保線用非常階段の入り口に鍵が掛かっていなかったこと，そこからAさんが線路内に入るとは想定できなかったことなど，やむを得ない事情を丁寧に，そして時間をかけて説明しました。病院長は終始家族の気持ちに寄り添いつつ，残念な結果に遺憾の気持ちを伝えましたが，「申し訳なかった」あるいは「責任を取る」というような過失を認める発言は控えていました。最終的にAさんの家族は納得され，訴訟に至ることはありませんでした。

再発防止のための事例検討

ここで事例のポイントを整理！
① BPSDが目立ち始め，「行かなあかん」が口癖であった
② 日中はナースステーションで見守っていたが，食堂で目を離した隙にいなくなった
③ 施錠されていた非常口のドアをAさん自身が開けて失踪した

●杓子定規に解釈すると……

　病棟スタッフがほんのわずかだけ目を離した隙に，Aさんは非常口のドアを2カ所も解錠して病院外へ脱出，徘徊して迷い込んだ線路内でうずくまり，通りかかった列車にひかれて死亡したというとても痛ましい事故でした。認知症の高齢者をケアする施設はどこも同じような事情を抱えているでしょうから，決して他人事とはいえません。

　ここで責任の所在を考えるなら，「Aさんの異常行動は事前に予測できたのか」という点が最も重要です。もともと認知症の傾向があり，誤嚥性肺炎をきっかけとしてBPSDが顕著となっていたため，一般

論としてAさんの異常行動は**想定範囲内**であったと考えざるを得ません。まさか病院を抜け出して列車にひかれるとは思ってもいなかったけれども，徘徊して行方不明になる予兆は随所にありました。つまり事故に巻き込まれたのは「**予見可能な出来事**」と見なされる可能性があります。そして事故が予見可能なら，**結果回避義務**という考え方に直結するのが法律的な解釈です。

●認知症の問題行動と鉄道会社の裁判例

　この事例を考える上で関連の深い裁判例[1]を紹介します。2007年12月に，91歳の男性が線路で列車にはねられて死亡するという事故がありました。この男性にはもともと認知症があり，85歳の妻が目を離した数分の間に自宅を出て徘徊し，駅のホームから線路に立ち入ったということです。

　事故が起こったのは夕方のラッシュの時間帯で，20本の電車が最大で2時間以上遅れ，2万人の乗客に影響が出ました。その際に生じた鉄道会社側の損害は，振替輸送費用（534万円），乗客への対応にかかった人件費（183万円）を含むおよそ720万円でしたが，家族は「不可抗力であった」と主張して支払いを拒否，鉄道会社は裁判で家族を訴えました。

　一般市民の感覚では，今後も増え続ける認知症の高齢者が問題行動を起こした場合の責任を，家族がすべて引き受けるのはやりきれないと思います。ところが2012年に名古屋地方裁判所が言い渡した判決は，極めて厳しいものでした。「家族は男性が徘徊しないよう適切な措置を取らず，目を離すなど注意を怠った」と全面的に家族の非を認め，全額720万円を鉄道会社へ支払うよう言い渡したのです。それに対し2014年の控訴審では半分に減額されて360万円，さらに最高裁判所は2016年に家族の責任なしと判断し，ようやく裁判は終結しました。しかし，この事件をきっかけに，徘徊という問題行動の**予見可能性があれば，事故の「結果回避義務」を果たさなければならない**という考え方が重要視されるようになりました。

Aさんの事例とこの裁判は，認知症の高齢者が病院から出たのか，それとも自宅から出たのかが異なるだけで，事故の本質は酷似しています。もしAさんの家族が管理責任を追及してC病院を提訴した場合には，C病院の過失（結果回避義務違反）が問われても不思議ではありません。なぜなら病院などの医療機関には，在宅介護とは異なり患者への「高度の安全配慮義務」が課せられているからです。

再発防止のためにできること

① 帰宅願望には「過去に同行する」ようなケアを考慮する
② 離床センサーなどを効果的に利用して患者の行動を把握する
③ 病棟管理の一環として入り口の施錠，セキュリティー対策を徹底する

　徘徊が心配される認知症の高齢者は，不慮の事故といつも向かい合わせであるという前提（予見可能性）の基に，日々の看護業務を行う必要があります。具体的にはソフトとハードの両面から，患者の安全を確保（結果回避）するという姿勢が重要です。

　わたしたち医療スタッフから見て「あてもなく」歩き回るのが徘徊ですが，本人にとっては目的や理由がありながら周囲が理解できない（あるいは理解しない）こともあるでしょう。その背景には脱水や感染症など身体的な不調の可能性や，住み慣れた環境から離れた入院生活のために状況を適切に把握できない場合があります。

　このようなとき，まずは患者対応のソフト面の対策を考えてください。Aさんのように「行かなあかん」と言って病棟内を動き回るときは，「それでは一緒に行きましょう」と誘って行動を共にするのも効果的でしょう。Aさんのような状況を帰宅願望ともいいますが，もしかすると意識は清明であっても現実を離れ，過去の世界に戻ったものの不安で仕方がないという状況かもしれません。そのとき近くにいる

Case 1　認知症高齢者の徘徊・失踪事故

スタッフが「過去に同行する」ようなケアを心掛ければ，不安が少しでも和らぐ可能性があります。

とはいうものの，多忙な医療現場では時間を割いて認知症の高齢者とじっくり向き合うのにも限度がありますので，人の手に頼らないハードウエアの充実も欠かせません。

例えば徘徊のみならず転倒・転落事故への対策として，離床センサーを導入する施設が増えてきました。簡便なのはベッド下の床に敷くマットセンサーですが，足元に置くので長期使用によって汚れが気になったり，患者がつまずいたりなど一長一短です。またセンサーによって「拘束されている」という印象を患者に与える心配もあります。

より効果的なツールとしては，離床センサーを内蔵したベッドも利用可能です。多少のコストはかかるものの，センサーの反応速度を患者の必要度に応じて調節（患者が動いた瞬間に通知，あるいは5分経ってから通知するなど）するような工夫もあります。そしてナースコールのメロディーを変えることによって離床センサーのアラームだと誰でもすぐに分かるような機能も利用できます。

また，徘徊が心配される高齢者対策として，ぜひ見直したいのが入り口の施錠です。高齢者が容易に病棟または病院外へ出ることがないようにセキュリティーを充実させ，認知症の患者が簡単に解錠できない仕組みを積極的に導入すべきではないでしょうか。あるいは外に出るときにはナースステーションから遠隔で解錠操作をするような電子ロック，または自動ドアの設置も検討の余地があると思います。

こうしたハードウエアを導入すると同時に，実際の使用方法をマニュアル化して院内の統一基準を作成することによって，より質の高い医療安全対策を周知徹底できると思います。

引用文献

1) 裁判所ウェブサイト：名古屋高等裁判所平成26年4月24日判決.
http://www.courts.go.jp/app/files/hanrei_jp/175/084175_hanrei.pdf (last accessed 2016/8/18)

Case

夜間せん妄に対する身体拘束

なぜ問題となるのかを事例から考える

　身体拘束ゼロ作戦は，かねてから厚生労働省が推進している高齢者ケアに関する施策の1つです[1]。確かに，身体拘束は人権擁護の観点から問題があるだけではなく，高齢者のQOL（生活の質）を損なう危険を有していて，身体機能の低下や寝たきりにつながる恐れもあり，場合によっては死期を早めることになりかねません。

　そのため，転倒しないように，徘徊しないように，点滴や経管栄養などのチューブをいじらないようにという医療者側の都合で，安易に身体拘束をするのは控えるべきだという気運が高まっています。しかし当然のことながら，身体拘束をしなければ転倒・転落事故に直結する事例があるのも事実ですし，大事なチューブ類を自己抜去して病状が悪化するような事態も容易に想像できます。つまり，身体拘束と患者に生じる有害事象とはいつも背中合わせであり，身体拘束をしてもしなくても，患者側の不利益と向き合うリスクは避けて通れません。

　そこでCase 2では身体拘束についての裁判例（2010年1月26日最高裁判所）[2]を取り上げ，身体拘束の3要件と家族とのコミュニケーションがなぜ重要なのかをあらためて考察したいと思います。

事例：身体拘束を余儀なくされた80歳女性

> **事例を読みながら考える3つの問い**
> ① 夜間せん妄が著しく転倒・転落リスクの高い高齢患者にどう対応していますか？
> ② 身体拘束について家族には事前にどのような説明をしていますか？
> ③ 身体拘束をした後の家族への説明はどうしていますか？

　Aさんは80歳の女性です。もともと変形性脊椎症，腎不全などの既往症があり，今回は狭心症の疑いでB病院へ入院となりました。入院による環境変化で不眠症が悪化し，睡眠導入薬の影響からか病棟内のトイレでふらついて転倒，左恥骨骨折と診断されました。保存的治療とリハビリテーションを経ていったんは退院となりますが，認知症が進行して自宅療養は限界に達したため，転倒から約4カ月後の2003年10月7日にC病院へ入院となりました。

　入院当初は腰痛のために歩行困難でしたが，徐々に回復し，ベッドから車椅子に移乗してトイレに行ったり，手すりがあればつかまり立ちができるようになりました。ただし自力でトイレに行くことはできず，昼はリハビリパンツ，夜はおむつ対応でした。

　身体的な活動範囲の拡大に伴いAさんのBPSDが顕在化します。夜間に大きな声で意味不明な言葉を発し，落ち着きなくゴミ箱をごそごそ触ったり，トイレに誘導しても自力で立ち上がれず不穏状態となり，ナースコールを何度も押し続けたり，排泄で汚れたティッシュを便器の外に投げ捨てるなど，夜間せん妄の症状が目立つようになりました。

　そして事故が起こったのは11月15日の深夜帯でした。日中は比較的落ち着いていたAさんでしたが，21：00の消灯後は頻繁にナースコールを繰り返し，大声で騒ぎ，排泄していないのに「おむつを替

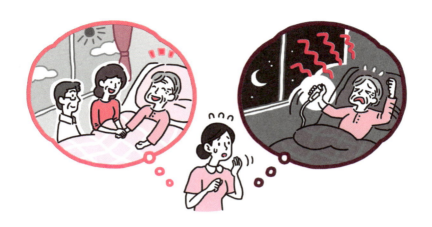

えて」と要求します。看護師はおむつを確認して汚れていないことを丁寧に説明し,実際にAさんにおむつに触ってもらいましたが理解不能でした。その後何度も車椅子に乗ってはナースステーションに来ておむつの汚れを主張するので,仕方なく頻回のおむつ交換で対応しました。

● やむを得ずミトンで身体拘束

　日付が変わった11月16日1：00,Aさんは再び車椅子でナースステーションを訪れて車椅子から立ち上がろうとし,「おしっこビタビタやで,おむつ替えて」「わたしぼけとらへんて」と大声で騒ぎます。夜勤の看護師は何とかなだめようと,お茶を飲ませたり,汚れていないおむつを交換しましたが,興奮状態は収まりません。深夜の転倒・転落事故を心配した看護師はAさんの安全を考えて,ナースステーションに近い個室へベッドを移動するとともに,一時的な身体拘束が必要と判断しました。具体的にはミトンを用いて,右手をベッドの右側の柵に,左手を左側の柵にそれぞれくくりつけました。

　両手を縛られ身動きができなくなったAさんは,ベッド上で意味不明の言葉を発しながら口でひもを引きちぎり,片方のミトンを外し

てしまいます。その後はようやく睡眠導入薬の効果が出始め，そわそわした動きもなくなりました。3：00の巡回時に静かに眠っていることを確認した看護師は，身体拘束の必要性は低いと判断してもう片方のミトンも外し，明け方には個室から元の4人部屋へAさんを移動しました。そのとき，ミトンを無理に外そうとした際に生じた右手首の皮下出血と，ひもをかみ切ろうとした下唇に擦過傷が見られました。

●手首や唇の傷を見た家族が提訴

　翌日面会に来院した家族は，Aさんの右手首が青黒く腫れ上がり，下唇に出血の痕跡があることに気付いてとても驚きます。ナースステーションにいた看護師に事情を聞いたところ，昨晩はとても興奮して転倒・転落の危険が高かったこと，一時的ではあるものの身体拘束をしたことなどが説明されました。それまで家族へ身体拘束の説明はなかったため，家族はけがをしたAさんのことを不憫に思うとともに，病院職員から虐待を受けたのではないかとまで考えてしまったようです。その後Aさんの腎不全は徐々に進行，治療目的でD市民病院に転院となりました。

　かねてからC病院の看護に強い不満を持っていた家族は，入院中の右手首や下唇のけがについて「病院の誠意」を求めます。それに対し，治療上必要不可欠な身体拘束に伴う出来事と考えていた病院側は金銭的な解決は考えていませんでした。両者は折り合わず，ミトンによるけがから1年後の2004年11月1日に，精神的苦痛に対する慰謝料600万円を求める損害賠償の裁判を起こしました（Aさんは第1審判決直前の2006年9月8日に死亡）（図2-1）。

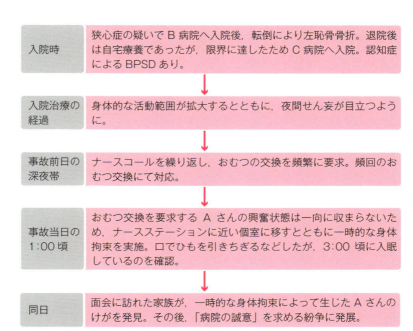

図 2-1　事例の経過

その後の展開

●正反対の判決となった第 1 審と第 2 審

　第 1 審の名古屋地方裁判所は，興奮状態が収まらない A さんに一時的な身体拘束を行ったのはやむを得ないと認定し，医療ミスではないと判断しました（2006 年 9 月 13 日）。わたしたち医療従事者から見てとても納得のできる判決内容です。

　ところが第 1 審を不服として家族は控訴。追加された新事実はありませんでしたが，第 2 審の高等裁判所はこれまでとは正反対の考えを示し，身体拘束に対する精神的慰謝料として 70 万円の支払いを C 病院に命じました（2008 年 9 月 5 日）。その理由を以下に示します。

- 夜間せん妄が見られたとはいっても，せいぜいベッドから起き上がって車椅子に移り，ナースステーションに来る程度で，身体拘束を行わなければ転倒・転落により重大な傷害を負う危険があったとは認められない。
- 夜間せん妄は，不眠とおむつへの排泄を強いられるストレスが原因で，説得しておむつが汚れていないことを分からせようとした看護師らの「つたない対応」がかえって興奮させて夜間せん妄を高めてしまった。
- 看護師がしばらく付き添って患者を安心させ，落ち着かせて入眠するのを待つという対応が不可能であったとは考えられない。
- 身体拘束に切迫性や非代替性はなく，ミトンを外そうとして右手首に皮下出血ができるほどの傷害を負ったので，拘束の態様も軽微とはいえない。また身体拘束は夜間せん妄に対する処置として行われたものであるから，「療養上の世話」ではなく医師が関与すべき医療行為であり，当直医の判断を得ないで看護師が身体拘束を行ったのは違法である。

●最高裁判所の判断

　高等裁判所の判断は到底受け入れられないと判断したＣ病院は，覚悟を決めて最高裁判所へ上告し，看護スタッフの努力に報いようとしました。これに対して最高裁判所は，下記のような判断を下しました。

- Ａさんは夜間せん妄が著しく，消灯後から深夜にかけて頻繁にナースコールを繰り返し，車椅子でナースステーションに行ってはおむつ交換を求めて大声を出す上，ベッドごと個室に移された後も興奮が収まらず，ベッドから起き上がろうとする行動を繰り返していた。
- 80歳という高齢，4カ月前に他病院で転倒して恥骨骨折し，10日前にもナースコールを繰り返し，看護師の説明を理解しないまま，

車椅子を押し歩いて転倒したことがあったので，夜間せん妄で興奮し歩行中に転倒したりベッドから転落して骨折などの重大な傷害を負う危険性は極めて高かった。
- 約4時間にもわたって頻回におむつの交換を求めたAさんに対し，その都度看護師は汚れていなくてもおむつを交換し，お茶を飲ませるなど落ち着かせようと努めたにもかかわらず，興奮状態は一向に収まらなかったので，その後さらに看護師がAさんに付き添うことで状態が好転したとは考え難い。
- 入院患者数27名に3名の夜勤看護師という状況では，深夜，長時間にわたり看護師1名がつきっきりで対応することは困難であった。
- 持病の腎不全により薬効の強い向精神薬を服用させることは危険であったので，身体拘束行為当時，転倒・転落の危険を防止する適切な代替方法はなかった。
- 身体拘束はミトンを使用して両上肢をベッドに固定するというもので，拘束時間は約2時間に過ぎず，転倒・転落の危険を防止するため必要最小限度のものであった。
- 今回の身体拘束は転倒・転落により重大な傷害を負う危険を避けるための緊急行為であり，診療契約上の義務違反はなく，事前に当直医の判断を仰がなかったのも違法ではない。

再発防止のための事例検討

ここで事例のポイントを整理！

① 夜間せん妄の激しい患者の転倒・転落の予防対策として夜間に一時的な身体拘束を行った
② 事前に家族に身体拘束の説明はしていなかった
③ 身体拘束後の手首皮下出血と下唇擦過傷を，家族は虐待ではないかと誤解した

まず，身体拘束が容認されるのは「切迫性」「非代替性」「一時性」（身体拘束の３要件）を満たす場合であり，「医療者の都合」を身体拘束の理由にしてはいけないことは強調しておきたいと思います。その点を踏まえた最高裁判所の判決は，病院の患者管理に違法性はないという結論でしたので医療従事者から見て納得のいく内容です。

　一方，第２審の判決文を読んだ多くの医療従事者は，「裁判官にも医療現場の大変さを身をもって経験してもらえないだろうか」と感じるのではないでしょうか。深夜に出現したせん妄，興奮状態に対して，夜勤看護師はその都度丁寧な対応を心掛けていました。具体的にはAさんが離床しても目が届きやすいようにナースステーション近くの個室にベッドを移動したり，大声で叫ぶAさんを説得し続けたり，トイレが気になって仕方ないAさんなので，汚れていないおむつであっても本人の求めに応じて何度も交換するなどです。これらを「つたない対応」として切り捨てるのは，一方的な見方だと考える読者も多いのではないでしょうか。

　ただし，いくらやむを得ない身体拘束であったとはいえ，もう少し事前のアセスメントを強化し，家族から身体拘束の同意を取得しておけば，そもそも紛争を回避できていたのかもしれません。

●身体拘束の可否と陰性感情

　高齢者の人権やQOLを考えるなら，身体拘束を限りなくゼロにしようという取り組みには賛成です。ところが，認知機能が低下した高齢者の入院管理が一筋縄ではいかないことは，医療の第一線で働く者にとって悩ましい問題の１つです。

　AさんのようにBPSDが顕在化している高齢者を担当すると，普段以上に看護ケアの負担も大きくなり，つい「困った患者」という印象を抱いてしまうこともあるでしょう。患者への思いやりや優しい気持ちとは裏腹にネガティブな気持ち（陰性感情）がわいてきても不思議ではありません[3]。医療従事者であっても人間ですから，陰性感情を完全に消し去ることは難しいのですが，それが家族へ伝わったり，事

前説明もなく医療者の都合で身体拘束されたとなれば，家族とのトラブルは避け難いと思います。

再発防止のためにできること

① 夜間せん妄などBPSDが顕在化したケースでは転倒・転落リスクを共有し，主治医と連携を図る
② 身体拘束の可能性を家族に説明し，承諾書を得ておく
③ 身体拘束をした後は家族に十分に説明し，現状を認識してもらう

当時の状況（看護の人手が少ない深夜帯，一向に収まらない夜間せん妄，転倒・転落の危険性など）を勘案すれば，身体拘束はやむを得ないという考えにも賛同が集まると思います。しかしこの事例では，身体拘束で手首にあざができ下唇から出血したことが，「大事な家族を病院に預けたのに，断りもなく病院側の都合でベッドに身体を縛り付けられた上にけがをさせられた」という感情のしこりになってしまいました。裁判の結末は「看護師に過失なし」でしたが，そもそも裁判に至った理由の1つとして**家族がC病院の看護に「強い不満」を抱いていた**ことも，決して無視することはできない背景因子です。

おそらく同じような医療事故は日本全国の医療機関で少なからず発生していると思います。多くは仕方のない出来事であったと家族に理解してもらえますが，予期せぬ有害事象の事後説明にはどうしても限界があります。なぜなら，すでに強い不満を抱いてしまった患者側の納得を得るのは，いくら説明を尽くしても容易ではないからです。

双方の溝を埋めるためにわたしたちにできることは，事故が発生する前に行う**事前説明**です。今では多くの医療機関で高齢患者の入院時にアセスメントシートを用いて転倒・転落のリスクを評価し，危険予知の仕組みを導入するようになりました。アセスメントの結果，少しでも転倒・転落事故が心配されるケースでは，あらかじめ身体拘束の

可能性について家族と十分な情報共有をしてください。主治医とも連携して対応し，病院全体で取り組んでいる姿勢を強調するのがよいでしょう。少々大げさに感じるかもしれませんが，書面による説明に加えて身体拘束の承諾書を取得するのがベストです。

Aさんのケースでもこのような事前説明が行われていれば，2審で問われた夜間せん妄の危険性について医療者の妥当性を示すことができ，極端な判決は回避できたかもしれません。

次に大事なのが，もし夜間せん妄や不穏状態が顕在化したときには，なるべくそのありさまを家族に「現状認識」してもらうことです。認知症でBPSDが著しい高齢者の自宅介護は非常につらいのと同様に，たとえ病院に入院しても大変さは同じです。排泄していないにもかかわらず執拗におむつ交換を要求していたAさんの場合には，夜間に家族に付き添ってもらい，何度もおむつを替えてくれと大声で訴えたり，消灯後に眠るように説得しても歩き回る様子を直に見ていただくことで理解が得られると思います。

入院治療中は家族との接点がどうしても少なくなりますので，万が一，身体拘束後に身体のあざや出血が見られれば，「この病院の管理体制はどうなっているのか！」という疑念へつながるのも無理はありません。そのため，最善のケアを心掛ける方針をしっかりと伝えるとともに，常時つきっきりで看護師が監視するのは難しいという現実を家族と共有しておく必要があります。

引用文献

1) 厚生労働省「身体拘束ゼロ作戦推進会議」：身体拘束ゼロへの手引き—高齢者ケアに関わるすべての人に．2001．http://www.ipss.go.jp/publication/j/shiryou/no.13/data/shiryou/syakaifukushi/854.pdf (last accessed 2015/8/18)
2) 裁判所ウェブサイト：最高裁判所平成22年1月26日判決．http://www.courts.go.jp/hanrei/pdf/20100126115546.pdf (last accessed 2016/8/18)
3) 長野展久：陰性感情に気づいたら—まずは深呼吸！ 長野展久：医療事故の舞台裏—25のケースから学ぶ日常診療の心得．p48，医学書院，2012．

コラム1
医療事故被害者の感情について

医療事故に遭遇した被害者は，全く予期しない現実を前にしてどのような気持ちになるのでしょうか。これまでの研究から，具体的には次の5つの思いを抱くことが分かっています[1]。

①原状回復，②真相究明，③反省謝罪，④損害賠償，⑤再発防止

これらは「過失のある医療過誤」を前提としている一方で，疾患に伴う合併症や不可抗力など医療従事者に「過失のない医療事故」にもこの5要件が適用される傾向が強いという問題点があります。

医療者の過失が明らかな場合，直ちに③反省謝罪をした上で，精いっぱい①原状回復に努めなければなりません。その上で事故調査委員会を立ち上げて②真相究明，⑤再発防止策を検討し，損害保険会社と連携した④損害賠償にて解決に至ります。

それに対して，採血に伴う皮下出血や神経障害，認知症高齢者の転倒・転落事故など，医療従事者に過失がないと思われる医療事故であっても，徹底的な真相究明や反省謝罪をしなければならないのでしょうか。確かに予期しない医療事故で患者側には身体的，精神的，そして経済的にも重い負担がのしかかります。そうした理不尽な状況で病院関係者から「これは不可抗力です」と言われても容易に納得できず，病院への不信感につながっても仕方ないと思います。

つまり上記の5要件に加えて，以下の2つの要件が被害者の望みであることにも目を向ける必要があります。

⑥医療者側の誠実な対応，⑦処罰感情

医療事故で大事な家族を突然失ったような事例では，やるせない感情を医療従事者へ向けることで自らを納得させる場合もあるでしょう（なかには担当した看護師や医師へ「仇討ちをしたい」と訴えてきた事例もあるほどです）。

したがってわたしたち医療スタッフは，医療事故が起こったときには患者とその家族に上記①〜⑦の思いが生じることを念頭に置いた上で，できる限り被害者の気持ちに寄り添う姿勢が大事です。

---

1) 奥津康祐：医療事故遭遇患者・家族のもつ感情―訴訟事例から. 死生学研究 15：220-246, 2011.

Case 転倒・転落事故①
転倒・転落を繰り返す患者

適切な看護を受ける期待権

　高齢者は生理的な加齢現象やさまざまな病態により，健康な若年者と比べると転倒・転落事故を起こしやすいことは誰もが認めるところでしょう。脳や心臓の疾患で生じるめまいやふらつきはもちろんのこと，足腰の不調でも転びやすくなりますし，あるいは降圧薬や睡眠導入薬などの影響で転倒・転倒事故につながる事例も決して少なくありません。

　もし自宅やその近所で転んでけがをした場合には，ある意味で仕方のない事故，もしくは自己責任という見方も可能です。ところがもし病院に入院中の患者や，介護施設でケアを受けている高齢者に転倒・転落事故が発生した場合にはどうなるのでしょうか。「不可抗力」による残念な事故でした，という説明で本人や家族が納得し大事にならないこともありますが，施設側の管理責任を追及して紛争へ発展する事例が多いことも事実です。そこで Case 3 では，病院内で何度も転倒・転落を繰り返した高齢患者の裁判例(2006 年 10 月 26 日津地方裁判所)[1]の舞台裏を探ることにします。

事例：脳梗塞後に転倒を繰り返した73歳男性

> **事例を読みながら考える3つの問い**
> ① せん妄や不穏状態が見られる患者への対応はどのようにしていますか？　身体拘束はどうしますか？
> ② 転倒・転落を繰り返す患者の見守りはどうしていますか？
> ③ 転倒・転落事故が発生した場合，家族に対してどのように説明しますか？

　Aさんは73歳の男性です。数年前に体調を崩して一時入院しましたが，その後は健康上の問題はなく，普段は農作業に従事していました。

　2001年6月7日に突然右の手足が動かなくなり，救急車でB病院へ搬送され，頭部CT検査で左大脳の脳梗塞と診断されます。心電図検査では心房細動が見られたため，心原性の脳塞栓を発症したと考えられました。保存的治療とリハビリテーションにより，間もなくつたい歩きができるようになり，9月6日に自宅退院となりました。

　その後はデイサービスを利用して自宅療養中でしたが，10月8日に台所で転倒しているところを発見され，救急車で再びB病院に搬送されます。意識レベルはJCS（Japan Coma Scale）で10（普通の呼びかけで容易に開眼する）であり，今度は別部位（右大脳）で脳梗塞が確認されました。入院時は不穏状態で意思の疎通はできず，一時的に鎮静薬の投与や身体拘束が行われました。やがて見当識は若干改善し，10月15日にICUから一般病室に転室します。それでも目は離せないため，ナースステーションから近い病室で，しかも入り口側にベッドを用意し，病室のドアは常時開放しておくという対策が取られました。

　病棟スタッフは早期の離床を目指し，10月22日にはベッドサイドでの起立訓練，23日から歩行器での歩行訓練やトイレ誘導などを行

いました。歩行は不安定で監視が必要でしたが，自己判断で歩行しようと廊下まで出てくることもありました。また，面会時間は静かに過ごすものの夜間は不眠で多弁となっていました。

●合計5回の転倒・転落事故

10月24日の深夜は興奮気味でベッド柵を叩くなど不穏状態でした。その都度看護師は転倒・転落の危険性を説明してAさんをなだめますが，なかなか思うようにいきません。このような状況でベッド柵を固定すると，それを乗り越えようとしてかえって危険なので，Aさんがベッド柵を取り外す音で不穏な動きを察知することにして，ベッド柵はあえて固定しませんでした。

10月25日，Aさんは朝からずっと怒って意味不明なことを言い，落ち着きがなく興奮していました。消灯後もベッド上でごそごそと動き，看護師が声掛けをした際は多弁でした。そして10月26日1：30頃，大きな物音が聞こえたため看護師が駆けつけると，ベッド柵は外されAさんはベッド下に転落し，失禁状態でした（1回目の転倒・転落事故）。右後頭部に直径約5cmの皮下血腫が認められましたが，意識レベルの低下や麻痺の悪化はなく，翌朝の頭部CT検査でも骨折や出血，挫傷などの異常はありませんでした。

この事故を受けて，Aさんが1人で歩行しないように看護師は何度も説明するとともに，病室を訪れる頻度を増やし，昼間はだいたい1時間おき，夜間は原則として2時間おきの巡視を心掛け，実際には同室者の吸痰処置や持続点滴のチェックなどで，訪室間隔が2時間以上空くことはなかったということです。

最初の事故から1カ月後の11月27日23：00頃，ベッド柵が落ちる音を聞いて看護師が病室に駆けつけると，Aさんは布団とともにベッド下の床に落ち，失禁状態でした（2回目の転倒・転落事故）。このとき右の頬部にピンポン玉大の皮下血腫が認められましたが，意識レベルや麻痺の悪化はなく会話も可能でした。

翌日面会に来院した家族はAさんの右頬に当てられたガーゼを見

て，転倒して顔面を打撲したのではないかと思い看護師に質問したところ，**転倒したかどうかについては触れられず，「ベッド柵が落ちる音で病室に行くので大丈夫です」**とだけ説明されたようです。

　その後もベッド柵を落とす，隣の患者の布団を引っ張る，裸で徘徊する，他の病室へ入り込む，床頭台の上に放尿するなど，問題行動が収まる気配はありません。看護師らはその都度Aさんをなだめ，巡視や声掛けを続けたものの，12月14日，16日，17日と続けざまに3回の転倒・転落事故が発生しました。いずれもはっきりとした頭部打撲はなく，会話や反応のレベルにも変化は見られませんでした。そして12月21日にリハビリテーション目的でC病院へ転院となりました。

●慢性硬膜下血腫から脳梗塞再発へ

　約2週間後の翌年1月2日に，突然Aさんの意識レベルが悪化，頭部CT検査で左慢性硬膜下血腫と診断され，C病院からD大学病院の脳神経外科に転院しました。その日のうちに緊急で穿頭血腫除去術が施行され，それまで継続投与されていたワーファリン®（ワルファリンカリウム）は中止となります。手術翌日1月3日の頭部CT検査では，左大脳に新しい脳梗塞が確認されました。さらに1月10日に全身硬直の発作があり，翌11日の頭部CT検査で右大脳に脳梗塞の再発を確認。意識レベルはさらに低下し，四肢麻痺によりほぼ寝たきりの状態となりました。

　そして4月27日に突然呼吸不全が見られ，心肺蘇生や人工呼吸器による管理を続けたものの容態は悪化，5月21日に死亡しました。死亡診断書の「直接死因」は「脳梗塞」，「傷病経過に影響を及ぼした傷病名等」は「脳梗塞後遺症」，「死因の種類」は「病死及び自然死」と記載されました（図3-1）。

入院治療の経過	左大脳の脳梗塞で入院歴あり。別部位での脳梗塞のため緊急入院，ICU では不穏状態のため鎮静や身体拘束が行われる。転室後は，観察しやすいようナースステーションから近い病室とするなどの対策が取られた。
1回目の事故の前夜	不穏状態が強くなる。ベッド柵を固定せず，取り外す音で不穏な動きを察知することに。
1回目の事故当日	1:30 頃に大きな物音，A さんはベッド下に転落し失禁状態。右後頭部に皮下血腫が認められたが大きな異常は見つからなかった。
2〜5回目の事故	1回目の事故から 2 カ月の間に 4 回の転倒・転落事故が発生。いずれも大きな異常は認められず。2 回目の事故の翌日，家族からの質問に対して転倒・転落の有無には触れず説明。
転院後	5 回目の事故から 4 日後にリハビリテーション目的で C 病院に転院。転院後約 2 週間で左慢性硬膜下血腫と診断され，D 大学病院へ転院。手術に伴いワーファリン®を中止，その後脳梗塞が再発し寝たきりの状態に。約 4 カ月の療養の末に死亡。

図 3-1　事例の経過

その後の展開

●遺族は看護ミスとして裁判へ

　その後，遺族は入院中の転倒・転落事故について，B 病院に説明を求めました。B 病院が行った遺族への説明は，「もともとの脳梗塞に起因した転倒・転落事故であり，病院の看護師は精いっぱいの看護を心掛けていたのでやむを得なかった」という内容でした。

　しかし遺族は納得せず，B 病院の看護師が転倒・転落防止義務を果たしていれば事故は回避できたはずだ，転倒・転落さえなければ脳梗

塞予防のワーファリン®を中断することもなく，脳梗塞の再発や呼吸不全を起こしたりすることはなかった，B病院の看護ミスがきっかけとなって死亡したのだから，賠償金5876万円を支払うよう裁判所に提訴しました。

原告側が求めた具体的な転倒・転落防止「義務」とは，①常時24時間体制による監視，②身体の拘束・ベッド柵の常時固定，③床と同程度にベッドの高さを低くする，④ヘッドギアの装着，⑤床へのマットやクッションの敷設の5つであり，B病院で対応できないというのなら，⑥24時間体制で監視する良心的な病院への転院措置を取るべきであったというものです。ただし，医療現場で高齢者の看護を担当しているスタッフであれば，このような主張は非現実的だと感じることでしょう。

●**病院側の事情はある程度まで考慮されたが……**

この病棟では約45名の入院患者に対し，昼間は9名，夜間は3名の看護師が勤務していました。これは通常の看護基準を満たす体制でしたので，裁判所は24時間つきっきりの監視体制や他病院への転院措置は不要と判断しました。

身体拘束については，人権擁護の観点や高齢者のQOLを損なう危険性に言及し，身体拘束の3要件（18ページ参照）のうち，「切迫性」「非代替性」は認められても，転倒・転落を完全に防止しようとすれば常時身体拘束をすることになって「一時性」は疑問であるから，身体拘束をするべき法律上の義務はないと示しました。

そしてベッド柵を外れないように固定すると，それを乗り越えようとしてかえって危険であるため，ベッド柵を完全に固定すべき法的義務はないこと，床と同程度にベッドの高さを低くする措置や，マットやクッションを床に敷設することについても，歩行時の障害になる危険性を重視して原告側の主張を退けています。

さらに入院中の転倒・転落についても，裁判所はある程度まで理解を示しました。すなわち，歩行は不安定で監視が必要で，自分勝手に

動く恐れがあったので，Aさんの動静に注意し，排尿・排便介助やトイレ誘導を頻回に行うことは転倒・転落防止措置として適切であり，しかも1回目の事故は1：30という深夜帯で，その当時のAさんがベッドから出て転倒・転落することは予測困難であったと認定しています。

●適切な看護を受ける期待権

ところが，その後の転倒・転落事故に裁判官はかなり厳しい考え方を示します。1回目の事故後に病棟看護師らは訪室や声掛けをより頻回にしたにもかかわらず，結果的に2回目の事故につながったので，「転倒やベッドからの転落の危険はより高まっていたため，夜間であっても昼間と同様に1時間に1回程度は巡視して動静に注意することが必要であった」と断言します。

果たして，夜間巡視を2時間おきから1時間おきへと増やすことによって，2回目以降の事故を本当に防ぐことができたのでしょうか。たまたま転倒・転落の直前に巡視していれば事故防止につながる可能性はありますが，多発性脳梗塞の影響で夜間せん妄が常態化していたAさんにとって，夜間の巡視間隔を1時間にすることが転倒・転落防止に決定的な影響を及ぼしたとは考えにくいと思います。さらに現実問題として，日勤帯には9名の看護師がいるからこそ何とかやりくりしてAさんへの1時間おきの巡視体制を取っていました。

しかし裁判所は，日勤帯の1/3のマンパワー（夜勤看護師3名）であっても，日勤帯と同程度の夜間巡視をするべきであるという理由で，「転倒・転落につき，少なくともより少ない回数の限度で防止し得た可能性が相当程度ある以上，適切な看護を受ける権利（期待権）を侵害された」として，病院へ220万円の慰謝料支払いを命じました。

再発防止のための事例検討

ここで事例のポイントを整理！
① 不穏状態となったが，身体拘束はせずベッド柵もあえて固定していなかった
② 1回目の転倒・転落事故の後も，それまでと同じ対応を継続した
③ 家族からの質問に対して，転倒・転落したことに触れなかった

　もともと心房細動という不整脈があり，心原性の脳梗塞を繰り返した73歳の男性です。認知機能の低下は高度であり，病棟内の徘徊，放尿，夜間せん妄が常態化していましたので，転倒・転落のリスクは相当高いと事前に予測することができました。

　1回目の転倒・転落で後頭部に皮下血腫ができたこともあり，事故防止のために訪室の頻度を増やすなど，病棟スタッフは注意深く看護に当たっていたと思います。ところがAさんの理解力は乏しく，結局5回も転倒・転落を繰り返してしまい，やがて慢性硬膜下血腫を発症して緊急手術が行われました。手術に伴って脳梗塞予防の抗凝固薬ワーファリン®を中止したことが，さらなる脳梗塞の再発を誘発した可能性があり，最終的には呼吸不全で永眠という経過をたどりました。

　脳梗塞を再発するたびに問題行動は著しくなり，もはや説得したりなだめたりしても事故を未然に防ぐことは難しく，再び夜間は身体拘束を行うか，強力な鎮静薬を投与するかを考えざるを得ない状況であったと推測されます。リハビリテーション目的でC病院への転院が決まったときは，おそらく病棟スタッフの多くは負担が軽くなると胸をなで下ろしたことでしょう。転院後に慢性硬膜下血腫の手術が必要になったとは言え，死因はあくまでも脳梗塞であり，疾病による死亡であることに間違いはありません。死亡当時73歳という年齢は平均余命に及ばないものの，天寿を全うされたと考えても無理はない症

例であったとも考えられます。

1時間おきの夜間巡視が「適切な看護を受ける権利」とされ、その期待を裏切って転倒・転落事故を起こしたのは看護ミスであるという裁判官の考え方には、違和感を覚えるのではないかと思います。ただしその一方で、2回目の転倒・転落事故の際に、家族への説明の機会があったにもかかわらず、転倒・転落の事実について説明がなされないなど、病棟看護師とAさんの家族に生じていたコミュニケーション不足は、この事故を考える上で決して見逃してはいけない背景要因です。

再発防止のためにできること

① 不穏状態が強い場合の対応をあらかじめ家族に説明しておく
② 転倒・転落を起こした患者には、それまで以上の観察が求められる
③ 説明が遅くなればなるほど患者・家族との信頼関係に影響するので、速やかに詳細な説明を行う

家族の面会時間には比較的おとなしいAさんでしたので、夜間は不眠で多弁が見られ、病棟内の徘徊や床頭台への放尿があったなどと看護師から聞かされれば、家族はとても不可解に思ったことでしょう。しかも後日の面会で後頭部に血腫ができていたり、顔面がガーゼで覆われていたりすれば、このまま入院していても大丈夫だろうかと思うのが普通だと思います。看護師に尋ねてみても、前述のように状況が手短に説明されただけでした。しかも、「面会している間に看護師はほとんど来室しなかった」と裁判で証言するくらいに、家族は不満を抱いていたことになります。

こうした不信感を重視した裁判官は、「被告病院の看護師らから、患者の家族である原告らに対し、転倒・転落の具体的な報告がなされ

た事実は認められないし，受傷に対する処理や，今後の再発防止策などについて，十分な説明が行われた事実も認められない。こうした説明義務が親族である原告らに対し適切に尽くされておらず，それが原告らの訴訟提起の原因の1つである」と指摘しました。

　おそらく，Aさんが頭部や顔面を負傷したことについて，看護師も何らかの説明はしていたでしょうし，院内でけがをさせてしまい申し訳ないと思う気持ちがあったはずです。ところが肝心の家族にその思いがうまく伝わらず，さらに看護記録に家族とのやりとりを記載しなかったことが，「説明義務が適切に尽くされていない」という判断につながってしまいました。

　この事故から学ぶ重要な教訓は，もし転倒・転落事故が発生した場合には速やかに家族に詳細な説明を行うということです。例えば，Aさんは多発性脳梗塞による認知機能の低下や夜間せん妄で転倒・転落のリスクが高かったこと，残念ながら院内で事故を起こしたものの，頭部CT検査では異常はなく，今後も転倒・転落しないように観察を続けていくこと，場合によっては家族に夜間の付き添いなどの協力をお願いしたいこと，不穏状態が強いときには鎮静薬や身体拘束も考えたいことなどを病院として説明し，記録に残しておくことが必要です。

　そうすることによって家族の不信感は和らぎ，転倒・転落事故があったとしても，場合によっては訴訟を回避できたのかもしれません。

引用文献

1) 裁判所ウェブサイト：津地方裁判所平成18年10月26日判決.
http://www.courts.go.jp/app/files/hanrei_jp/850/034850_hanrei.pdf（last accessed 2016/8/18）

Case 4 転倒・転落事故② 身体拘束拒否後の転倒・転落

患者・家族と医療スタッフ間の認知のズレとは

　Case 3 に引き続いて，病院内で発生した転倒・転落事故(和解例)を取り上げます。高齢者の転倒・転落にはやむを得ない面も多いと思いますが，事故後に重い後遺障害が残ったり，生命にかかわる事態へ発展したりすると，施設側の管理・監督責任がクローズアップされがちです。金銭的な賠償を求めて紛争化することもまれではありません。事前に患者や家族との信頼関係が十分に構築されていればいいのですが，些細なボタンの掛け違いが重大な結果を招くこともあります。

事例：肺炎の治療中に夜間せん妄が出現した 89 歳男性

事例を読みながら考える 3 つの問い

① 転倒・転落リスクのある患者の家族にはどのように説明をしていますか？
② 身体拘束が必要な状況を説明しても，家族が拒否した場合の対応はどうしますか？
③ 医療事故後に家族がそれまでの看護に納得していない場合はどうしますか？

　A さんは 89 歳の男性で，糖尿病で通院中の妻と 2 人暮らしでした。これまでに特記すべき既往症はなく，毎年のように受診していた自治体の健康診断では問題なしと判定されていました。ただし徐々に動作

が緩慢になってきて，連日ヘルパーが訪問して生活援助を行っていました。

やがてAさんは飲食時にむせる頻度が増加するようになり，妻も足腰が思うように動かず通院が大変になってきたので，別居していた家族は居宅介護支援事業所に相談，5月から訪問診療と訪問看護が開始されました。初診時のAさんは食べ物の嚥下に不安があるものの，食事は自立し，移動，排泄にも介助は不要で，意思の疎通に問題はありませんでした。

ところが8月に入った頃から痰がらみの咳が多くなり，8月10日に38度台の発熱や脱水傾向が進み，自力で動けず失禁も見られるようになりました。訪問診療で抗菌薬の点滴を行いましたが改善せず，水分摂取も内服薬の服用もできなくなったため，8月12日にB病院へ救急搬送されました。胸部X線写真では右下肺を中心とした肺炎と少量の胸水貯留があり，入院の上で輸液と抗菌薬の投与が開始されました。

●身体拘束の許可を求めたが……

入院後のAさんは，簡単な受け答えには応じるものの，呂律が回らず会話はなかなか成立しません。本人から「おしっこがしたい」という申し出があれば尿器で排泄介助をすることもありましたが，ほとんどはおむつへの排尿でした。

抗菌薬の投与によって肺炎は次第に沈静化し，やがて酸素マスクも不要となります。それとともに身体活動が増えてきて，**家族の面会時には比較的穏やかなAさん**でしたが，夜間にそわそわして意味不明の言葉を発し，点滴を自己抜去することもあり，入院生活という環境変化で出現した夜間せん妄が疑われました。

入院から3日後の8月15日，14：00の検温で看護師が訪室すると，Aさんはベッド柵から下肢を投げ出して身動きが取れなくなっていました。ベッドからの転倒・転落を心配した看護師らは，16：00に面会に訪れた家族へ**転倒・転落の危険性について説明し，場合に**

Case 4　身体拘束拒否後の転倒・転落

よっては**身体拘束をしたいと提案**します。

　ところが，89歳という高齢ではあるものの入院前に認知症はなく，とても元気にしていたAさんだったので，**家族は身体拘束に同意しませんでした**。そして面会時間が終了して帰宅する際に，看護師に次のように話しました。

　「何で動き出すか分かりました。今までは自分でトイレに行っていたから，トイレに行きたくなるとごそごそ動くんです。トイレに行きたいときはナースコールを押すように言い聞かせました」

　そして，できるだけ尿瓶を使ってほしいと申し出ました。

　しかし，ある程度の意思疎通ができれば排泄介助をするところですが，Aさんは閉眼したままで，看護師の問いかけに対する返答はなく，ナースコールを押すことができる状態にはとても見えません。夜間に尿意を催してトイレに行こうと歩き出すのを心配した看護師は，**再度4点柵や身体拘束の必要性を家族に説明します。しかしこのときも家族は同意せず**，3点柵のみ了解が得られました。

●深夜帯の転倒・転落事故

　家族が帰宅して2時間後の23：00，看護師の巡回時にAさんは静かに入眠していました。ところがその10分後，Aさんの部屋でガタンという大きな物音がします。看護師が駆けつけると，Aさんは仰向けで床に倒れていました。おむつは自分で取り外して失禁状態，かろうじて呼名反応はあるものの意味不明の言葉を発していました。後頭部には5cmほどの挫滅創があり，頭部CT検査で外傷性くも膜下出血と脳挫傷が確認されました。

　病院からの知らせを受けて再び来院した家族は，ナースステーションへやってくるなり，「だから言ったじゃない！　おしっこがしたくなって自分からトイレに行こうとするから，夜はもっと見回ってほしいって。これって病院の責任だよね。いつも思っていたけれど，この病院は看護師が少ないし，ナースコールを押してもちっとも看護師は来ない。さっきまで面会していたときは，かなり調子がよくて今度大

福餅を食べたいなんて言ってたのよ。もともと中学校で英語を教えていたから，わたしとも英語で会話するくらい元気なお父さんだったのに，なんてことしてくれたの！」と興奮して，取り付く島もありませんでした。

◉特別な対応を要請する家族

　検査後にICU（集中治療室）に収容されたAさんには，家族の強い希望で気管内挿管，人工呼吸器による呼吸管理が行われました。頭部外傷については保存的治療が行われて徐々に血腫は消退したものの，意識障害は改善しません。やがて肺炎は沈静化し自発呼吸も出始めたので，呼吸管理目的で気管切開も追加されました。

　家族は転倒・転落の経緯や病院の対応に不満を感じていると申し送りされたICUの看護師は，いつも以上に丁寧な対応を心掛けます。事故から2週間を過ぎた頃には，家族から感謝の言葉も聞かれるようになるなど，信頼関係は取り戻せたかのような印象でした。

　事故から1カ月後にAさんの全身状態は落ち着き，ICUでなくても経過観察ができると判断した病院側は，一般病室へ転室していただくよう家族に話しました。ところが，家族は怒りをあらわにします。

　「冗談じゃありません。病院の責任で父は寝たきり状態となったのだから，このままずっとICUで見てください。何度も言いますが，あなたたちの看護がまずかったから父は転んでこんなひどい姿になったんですよ」

　そのため一般病室への転室は断念し，しばらくはICU管理とする方針にせざるを得ませんでした。集中治療によりいったんは安定したAさんの容態でしたが，事故から約2カ月後に再び肺炎が増悪し，継続的に抗菌薬の投与が行われたものの呼吸不全となり，10月31日に死亡されました（図4-1）。

入院治療の経過	肺炎の診断でB病院に入院。抗菌薬の投与で肺炎は徐々に鎮静化，それに伴い身体活動が増え，夜間せん妄が出現。
事故当日（入院から3日後）	ベッドからの転倒・転落リスクが高いため，家族に危険性を説明し身体拘束の同意を求めるも拒否。その後，再度家族に身体拘束の同意を求めるも得られず，3点柵での対応となる。
同 23：10頃	家族が帰宅して約2時間後，Aさんがベッドから転落，後頭部に5cmほどの挫滅創があり，検査の結果外傷性くも膜下出血と脳挫傷が確認される。
事故後	保存的治療により徐々に血腫は消退したものの，意識障害は改善せず。小康状態だったが，転落から2カ月後に肺炎が増悪し死亡。

図 4-1 **事例の経過**

その後の展開

●遺族は看護師の対応を強く非難

　Aさんの死亡後，家族からの強い要望により病院側との交渉が複数回にわたって行われました。冒頭で家族は，転倒・転落事故から死亡するまでの約2カ月はICUでとても手厚い看護が受けられ満足している，という前置きの後に，事故を起こすまでの看護師の対応を厳しく非難しました。Aさんの人格を無視した不適切な看護ケアによって，事故は起こるべくして起こったという主張です。家族の言い分をまとめると，次のような内容でした。

- 看護師の知識・意識が低く看護レベルも低い。
- 医師と看護師の間で治療方針が共有されずチーム医療が機能していない。

- 意思伝達能力のない認知症患者として扱われ，人格を無視された
- 家族は身体拘束を拒否したというが，看護師から正式な説明はなかったし，同意を求められた覚えもない。
- 父は入院前に認知症はなく生活は自立し「100歳まで，あと10年は生きる」と言っていたのに，病院の管理ミスによって命を絶たれた。

　細部に至っては「言った」「言わない」という水掛け論となってしまいましたが，転倒・転落はやむを得なかったと主張する病院側と家族との溝は深まるばかりです。やがて家族側は代理人を通じて，100歳までの10年間に受け取ることができたはずの年金（10年分の合計で4000万円）を病院が支払うよう求めました。

●事故調査委員会での議論

　B病院では事故の直後にヒヤリ・ハットの報告書を作成し，それを受けて医療安全対策室が事故の背景について院内調査を行いました。

　当時のAさんには夜間せん妄が見られていたので転倒・転落リスクは高く，慎重な看護ケアが望まれるものの，夜間の一般病棟でつきっきりの看護はできません。そこで，患者の安全を重視して「切迫性」「非代替性」「一時性」という身体拘束の3要件に該当する場合に限って身体拘束をしたいと説明して許可を求めたつもりでした。そのため，残念な出来事ではあるが不可抗力であろうという意見が大半でした。ところが一部のリスクマネジャーからは，次のような意見が出ました。

- 看護師は転倒・転落の危険性を感じて家族へ説明したが，主治医からの説明はなく，書類も取り交わしていないのは問題ではないか。
- 身体拘束ができないのなら離床センサーを活用するべきだったのではないか。
- 家族とのコミュニケーションが十分であれば大ごとにならなかったのではないか。

病院側は交渉するに当たり，原則として看護師の対応にミスはなかったという立場を貫きます。とはいうものの，いくら身体拘束を家族が拒否したとはいえ，病院内で起きた事故がきっかけで死亡したのは事実ですから，当事者には申し訳ないという気持ちも少なからずあったと思います。「医療過誤ではないが全く責任がないとも言い切れない」という考え方で和解の道を模索しました。

　この事例はその後も交渉が難航し，間もなく県の紛争処理センターに持ち込まれました。そこでは仲介役が双方の主張を十分にヒアリングし，裁判となった場合に予想される判決額も提示され，医療過誤ではないという前提で最終的には解決金150万円で和解が成立しました。

再発防止のための事例検討

ここで事例のポイントを整理！
① 家族の面会時は病状が安定していた患者だが，夜間せん妄による転倒・転落事故が予想された
② 2度にわたって身体拘束の許可を求めたものの，家族の同意は得られなかった
③ 家族は，身体拘束についての説明も同意もなかったと述べた

●夜間せん妄があると言われた家族の戸惑い

　おそらく本件と似たような転倒・転落事故は，全国の病院で少なからず発生していると思います。B病院の看護師らは夜間せん妄が見られていたAさんが転倒・転落する可能性を心配して，**2度にわたって身体拘束の許可を家族へ要請しました**。ところが，柵でベッド全体を囲ったり，ましてや身体をベッドに縛り付けるなんてとんでもない，と家族からは3点柵の同意しか得られませんでした。

確かに入院の直前までAさんの日常生活は自立し，認知症もありませんでしたから，入院後に，それも家族不在のところで夜間せん妄があると言われて家族は戸惑ったのでしょう。そして家族の面会時にはおむつに頼らず排泄介助ができるのに，プロであるはずの看護師たちがよく見てくれないからトイレに行きたくて転んでしまったと，被害者意識が高まったようです。

●家族が身体拘束を拒否した場合の責任
　日常の医療現場ではAさんのような高齢者は数多く，疾患が治癒して早期に自宅退院できれば夜間せん妄も消失していたかもしれません。ところが，短期間であっても入院治療が契機となって一気に認知症が悪化する高齢者もいるので，転倒・転落事故を予見して身体拘束の許可を求めた看護チームの対応は間違っていなかったと思います。

　それにもかかわらず家族が身体拘束を拒否した場合には，いったいどうすればよいのでしょうか。B病院の看護師は，「仕方がない，頻回にAさんの病室を見に行こう」と考えました。そして看護師の巡視からわずか10分後に発生した事故だったので，今回の転倒・転落は家族が身体拘束を拒否したがための「自己責任」であり，病院側の管理責任を追及するのは筋違いではないかと考える医療者がいても不思議ではありません。

再発防止のためにできること

① 患者に見られる問題行動はできる限り家族と共有し，認知のズレを最小限にする
② 身体拘束が必要と判断した場合は主治医も含め時間をかけて家族に説明する
③ 説明書や同意書を活用し家族の理解を深める

● ボタンの掛け違いの原因

　Aさんの事例で浮き彫りとなったボタンの掛け違いは，患者の安全を考えて看護を提供していた看護師と，何とか容態がよくなって長生きしてほしいという家族の間に生じた「認知齟齬」[1]が原因と考えられます。本来は同じゴールを目指した入院治療のはずなのに，双方の溝は深まるばかりでした。

　人はそれぞれ生まれ育った時代，教育，職業などの生活環境に影響を受けて，目の前の出来事を認識するための物差しを知らず知らずのうちに取り入れます。つまり各個人は独自のレンズを持ち，看護師は看護師のレンズ，家族は家族のレンズを通して世の中を見ているので，同じものを見ても認知された現実にズレ（齟齬）があり，修正不能になってしまったのが今回の事例でした。

　看護師のレンズで見たAさんは，入院後の安静治療で夜間はせん妄状態，意思疎通が図りにくくナースコールもうまく操作できず，尿意を感じて1人で歩き出すことが心配されました。事故防止のために身体拘束もやむを得ないと判断して家族へ説明したが断られてしまった，という認知でしょう。

　それに対して家族のレンズ越しのAさんは，入院前に認知症など全く見られなかったのだから，せん妄状態になるのは看護師のケアが不十分だからではないか，家族がそばにいれば素直に言うことを聞くし，ごそごそ動き出そうとするのはおしっこがしたいときなので，看護師が注意深く観察していれば分かるだろう，十分な説明もなく身体をベッドに縛り付けてもいいかと聞かれても，そう簡単に応じるわけにはいかない……そう家族は考えたと思われます。

● 認知齟齬を乗り越える

　このような背景で起こった転倒・転落事故でした。後から振り返れば，もっと時間をかけて，できれば主治医も参加して身体拘束の必要性を説明しておくのがよかったと思います。それも口頭だけではなく，説明書や同意書を活用して家族の理解を少しでも深めることがで

きれば，言った言わないの水掛け論は回避できたことでしょう。

　それでも転倒・転落が心配であれば，家族に夜間の付き添いをお願いして不穏状態のAさんを目の当たりにしてもらうべきでした。つまり現状をしっかりと認識していただくことです。さらに人手の少ない夜間でもひっきりなしにナースコールが鳴り，病棟内を駆け回る看護師の姿を垣間見ることができれば，家族の考え方も変化したのではないかと思います。

　不慮の事故が発生して患者側に「怒りの感情」がわいてしまうと，いくら丁寧な説明を尽くしても納得いただくのは容易ではありません。したがって，事故が起こり得る危険を察知したなら（Aさんの事例では身体拘束を拒否された段階で）できる限り丁寧な説明と対応を心掛け，トラブルの芽を早期に摘み取る配慮が必要です。

引用文献
1) 和田仁孝：医療メディエーション―対話による関係構築．回復期リハビリテーション 12(1)：32-35, 2013.

Case 5 転倒・転落事故③
身体拘束をすり抜けて転落

看護行為の適切さの証明

　転倒・転落にはさまざまな要因が影響するとはいえ，患者側にとっては思いもよらぬ有害事象ですから，管理責任をめぐって紛争化するのはわたしたちにとって悩ましい現実です。しかし，すべての裁判で病院側に賠償金の支払いが命じられるわけではなく，医療スタッフにとってやむを得ない事情も場合によっては十分に考慮されます。そこで Case 5 では患者側が身体拘束をすり抜けて起こった転倒・転落事故(2011年12月22日横浜地方裁判所)[1]を詳細に分析して，病棟管理のあり方や事故後の対応について考察してみたいと思います。

事例：脳出血で保存的治療が行われた 67 歳女性

事例を読みながら考える 3 つの問い
① 点滴の自己抜去のリスクがある患者をどのように管理しますか？
② 身体拘束が必要な場合はどのような方針で行っていますか？
③ 不可抗力と考えられる転倒・転落事故の場合，患者・家族にはどのように説明しますか？

　A さんは 67 歳の女性で，専業主婦です。2007 年 3 月 3 日 0：30 に突然の頭痛と嘔吐が出現し，3：00 に救急車で B 病院まで搬送されました。検査の結果小さな脳出血を発症していることが分かり，4：20 に 4 階病棟の ICU に収容され，ベッド上の絶対安静，降圧薬

の持続点滴など保存的治療が始まりました。

　入院時に手足の麻痺はなく，意識レベルはJCSで3（刺激しないで覚醒しているが，自分の名前や生年月日が言えない）〜10（普通の呼びかけで容易に開眼する）と傾眠傾向であり，名前を聞いても「何だったかなあ」とか，「忘れてしまった」と返答し，しきりに「のどが渇いた，水が飲みたい」という発語が見られました。

　入院時の転倒・転落アセスメント・スコアシートでは，見当識障害4点，尿道カテーテル留置2点，感覚障害1点，合計点数は7点で危険度Ⅱと評価されました。

●身体拘束が必要な病態へ

　入院当日の脳血管撮影終了後も意識レベルはJCS 3程度で推移し，名前を尋ねても「うーん，うーん」と，意思の疎通は図れません。22：00に「頭痛はどうですか」という看護師の問いかけに「元気よ，ここから出られないの？　ごはんは？」，場所について聞くと「分からないわ」と答えました。

　日付が変わった3月4日1：30，急にAさんは座位になり「帰る！」と言ってベッドから起き上がろうとし，点滴ラインを自己抜去してしまいました。看護師が丁寧に説明しても，「何で，何で」と繰り返します。**不穏状態を心配した看護師は緊急対応としてやむを得ず身体拘束を行いました**。具体的には体幹をタッチガードで拘束し，両上肢には抑制帯を着けてベッド脇に固定するというものです。このとき身体拘束に対して抵抗したり暴れたりすることはありませんでした。6：00の意識レベルはJCSで3，看護師の問いかけに「頭痛いねー」，看護師が「今は入院中ですよ」と説明しても理解できず，「何するの，どうするの」と繰り返し質問する状況でした。

　3月4日9：00，主治医の回診でAさんは呼びかけに応じて開眼し，四肢屈伸の指示に応じることはできましたが，会話はかみ合いません。**点滴の自己抜去や起き上がろうとする動作が見られたという報告を受けた主治医は，このまま身体拘束を行うことを指示**しました。

Case 5　身体拘束をすり抜けて転落

● **身体拘束をしていたはずが……**

　当時のICUにはAさんを含めて4名の重症患者が収容され，ナースステーションからはガラス越しに患者の様子を観察することができました。その後もAさんの傾眠傾向は持続し，酸素マスクを外したり，何を聞いても「ハイ」や「エッ？」と返答するだけです。

　13：00，看護師は目を閉じて入眠中のAさんをガラス越しに確認。身体拘束の状況も今まで通りで不穏行動は見られませんでした。ところが13：30，ナースステーションに戻った看護師がAさんのベッドに目を向けると，姿が見えません。直ちに院内を捜索，13：55に2階外来病棟の奥で倒れているAさんを発見しました。

　幸いにも生命にかかわるような頭部外傷はありませんでしたが，右大腿骨骨折，左下腿骨骨折，踵骨骨折，中足骨折など下肢の多重骨折を受傷しました。

　3月13日に骨接合術を行い，術後の経過は順調で7月25日に退院したものの，現在まで関節痛がひどく下肢の可動域制限は高度です。さらに右足が左足より短縮するという後遺障害が残存し，日常生活に大きな支障を来すようになりました。

　インシデントレポートによれば，身体拘束目的で使用していたタッチガードと抑制帯はそのままベッドに取り付けられていました。もともと身長152cmという小柄な身体であり，**それほどきつく締めつけていなかった**抑制具をすり抜け，ICUを抜け出し，看護師不在のナースステーションを素通りして，4階の避難口ドアを開けて屋外に脱出し，4階から3階屋上へ降りるための避難用滑り台を滑り降り，2階屋上の防護柵を乗り越えて，2階踊り場へ転落したと推定されました（図5-1）。

入院治療の経過	突然の頭痛と嘔吐が出現したため救急搬送，脳出血と診断され緊急入院．傾眠傾向で転倒・転落リスクあり．意識レベルは JCS 3〜10 程度で推移し，意思の疎通は困難．
事故当日（入院翌日）	1:30 に「帰る！」と言って点滴を自己抜去．看護師が説明するも理解する様子はなく，不穏状態が続くため身体拘束を実施．
同 9:00	点滴の自己抜去などの動作が見られたとの報告を回診時に受け，主治医が身体拘束の継続を指示． 13:00 には目を閉じて入眠している A さんを看護師が確認．
同 13:30	A さんがベッドにいないことに気付く．13:55 に 2 階外来病棟の奥で発見，高所から転落したために下肢を多重骨折．

図 5-1　事例の経過

その後の展開

● 「適切な身体拘束」を怠ったと裁判へ

　A さんの脳出血は重篤な神経症状を残すことなく回復したものの，両足の骨折により，その後の不自由な日常生活を余儀なくされました．

　病院側は，A さんはたまに起き上がろうとしたものの，説明すれば看護師の指示に従うことができたこと，身体拘束とはいえがんじがらめの拘束はせず，点滴やカテーテルを抜かないための配慮であったこと，これまでの入院経過からは離床の危険が高いとはいえなかったことなどを，時間をかけて説明しました．また，患者・家族の気持ちを尊重して，できる限り丁寧な診療を心掛けました．

　しかし，双方の溝は深まるばかりで，やがて A さんとその家族は 1369 万円の賠償金を求める民事裁判を起こしました．原告側の具体的な主張は以下の通りです．

- 脳出血によるせん妄状態から，徘徊，転倒・転落事故は容易に予測できたはずだ。
- 帰宅願望と，無断離床の恐れがありながら，適切な身体拘束および拘束の状態の確認を怠った。
- 生体情報モニターのアラーム設定が不適切で離床に気付かなかった。
- 看護師不足で付き添い看護が必要なのに家族へ説明せず，家族の付き添い申し出も拒否した。

● **裁判所の判断は「過剰かつ不可能な対応」**

　裁判所は，まず一般論として脳出血の患者は脳の異常に伴う意識障害により，点滴の自己抜去やベッドから離床して徘徊するなど異常行動に及ぶ危険があると認めた上で，「院内で想定し得るすべての事態に対して万全の予防措置を講じるべきであるというのは，過剰かつ不可能な対応を要求するものと言わざるを得ない」という考え方を提示します。

　離床など異常行動の徴候として，「帰る！」と言ってベッドから起き上がろうとしたり，持続点滴を自己抜去したり，酸素マスクを外そうとしたり，心配な病状であったことは事実です。しかし，起き上がろうとしても看護師の指示に従ってその都度おとなしく臥床していますし，身体拘束の準備をしているときも抵抗せずやがて入眠しました。つまり当時の事情を考慮すると，離床行動などの具体的・現実的危険が高かったわけではないということです。

　そして最も重要なのは，「身体拘束は脳出血発症後の絶対安静や点滴を保持するために行ったものである」という看護師の証言を，「十分な合理性がある」として裁判官が全面的に採用したことです。すなわち，適切な治療を行うためにやむを得ず行っていた身体拘束なので，タッチガードや抑制帯をすり抜けて離床したのは不可抗力であったという考え方を支持しました。

　Aさんがたまたま看護師不在のナースステーションを素通りしたことについては，「ナースステーションに看護師が常駐していれば，今

回のような事態を防ぐことができたのではないかと原告が考えることは，心情的には理解できないわけではない」としながらも，「事故は休日の昼休みという人手が最も手薄な時間帯に発生し，目を離したのは30分弱でそれほど長時間とはいえず，病棟フロアには3名の看護師が配置され誰もいない状況ではなかったこと」を挙げ，「**昼休みの時間帯にまでナースステーションに看護師を配置しておく義務はない**」と判示しています。

　こうした検討から，病棟看護師は転倒・転落のリスクをある程度まで承知していながらも，無理のない範囲で身体拘束を行いつつ，適切な患者管理を行っていたことが明らかとなりました。結局，裁判所は病院側の主張を全面的に受け入れ，患者側の賠償金請求はすべて却下されました。

再発防止のための事例検討

ここで事例のポイントを整理！
① 不穏状態で点滴を自己抜去することを防ぐため，やむを得ず身体拘束を行った
② 身体拘束に関する方針が明確だった
③ 少しだけ目を離した隙に抑制帯をすり抜けて転落事故が発生したが，予見するのは困難であった

　ちょうど昼休みの休憩時間で看護人員が少なかったという事情はありましたが，**看護師の目が行き届かなかったのは30分程度**であり，しかもAさんにはタッチガードと抑制帯が装着され，最後に看護師が観察したときにはすやすやと眠っていました。

　しかしその30分後，目覚めたAさんはおそらく見当識障害のため入院治療中であることを適切に認識できず，タッチガードや抑制帯をすり抜けて離床し，ICUの外に出てしまいました。これはまさに不

可抗力という側面が強く，病院側に何か重大なミスがあったというような「医療過誤」ではないと思います。

●事故発生時の管理体制

原告側の主張に沿って事故当時の看護状況をまとめてみます。まず身体拘束に用いたタッチガードは，ベッド本体に巻いて金属製の留め金で固定する布製ベルト部分と，患者の体幹に巻く腹部用の布製ベルトの2つが1カ所で固定されたものです。タッチガードの使用マニュアルは未作成でしたが，巻いたベルトと患者の身体との間に看護師の手のひらや指が1本入る程度の隙間を設けるように，スタッフ間で意思統一をしていました。

次に抑制帯は，手に巻くベルト（手部調整帯）を金属製の留め金で固定し，それをベッド柵に固定して使用していました。強く締めつけて巻くと手首にけがをする恐れがあるため，若干緩めに固定することもあったようです。病院側は，こうした身体拘束に関する方法は，厚生労働省の「身体拘束ゼロへの手引き」[2]に準拠していることを強調しました。

生体情報モニターは，心電図，呼吸，自動血圧計（2時間ごとの測定）が常時装着されていました。電極やコードが外れるとモニター画面にノイズや異常波形が現れるとともに，アラームが鳴る設定です。ただし他の患者への影響を考慮して，ICU内，もしくはICUに隣接するナースステーション内にいる看護師が気付く程度のアラーム音量に設定されていました。

そして事故が発生したのは日曜日の昼間であり，4階病棟はICU 4床，通常病室48床に対して6名の看護師と看護助手1名が勤務し（平日の日勤帯は12名の看護師と看護助手2名），昼休みの時間帯は3名の看護師が病棟患者を担当していました。なおB病院では原則として付き添い看護を認めておらず，主治医が必要と判断した場合に限って家族の付き添いを容認していました。

上記のような病棟の状況は，日本の医療現場ではごく一般的で問題

はないと思います。Aさんが身体拘束をすり抜けて離床し，結果的に転倒・転落事故を起こしたのは残念な出来事であり，後から振り返ってみれば細かな問題点を指摘することもできるでしょう。例えば，もっとしっかり身体拘束するべきだ，看護師が気付かないようなアラーム設定はおかしい，看護師は異変に備えてナースステーションに常駐すべきである，離床センサーを準備しておけばよかったなどという意見が想定されますが，必ずしも現実的ではありません。総合的に見ても，今回の転倒・転落事故を高い確度で予見するのは困難であったというのが，病院側の主張でした。

再発防止のためにできること

① 身体拘束は目的を明らかにして行う
② 身体拘束が必要な場合の方針を明確にし共有しておく
③ 事故が不可抗力と考えられる場合は，毅然とした対応を取る

●拠り所となる方針を明確に

　病院側に過失なしと判断された今回の転倒・転落事故ですが，対応次第では以下のようなマスコミ報道となっていたかもしれません。

　「脳出血で入院中の女性（67歳）が，看護師が目を離した隙に集中治療室のベッドを抜け出し，4階の避難口から屋外に出て転倒，2階の踊り場へ転落して両足骨折の重傷を負った。警察は業務上過失傷害の疑いで関係者から事情を聞いている……」

　このように，周辺事情が伝わらず表面的な事象にばかり注目が集まれば，「いったい病院の管理体制はどうなっているんだ！」と多くの人は考えてしまうのではないでしょうか。そして患者側の不信感が増大すると，傷害事件として警察へ告訴するといった行動に駆られてしまう危険性もはらんでいます。実際にAさんとその家族は，「病院の患者管理がずさんで被害にあった」と主張して譲らず，裁判で白黒を

つけるという手段を選びました。

それに対して病院側は，終始看護師の対応は適切であったという主張を貫いています。転倒・転落事故を起こし両足を骨折したことは遺憾に思うが，管理体制に瑕疵(かし)があったわけではない，脳出血という疾患の症状で徘徊，転倒・転落したのであり，事故は不可抗力であったという主張を曲げませんでした。

このような主張を堅持するには多大な労力を要したことでしょう。なぜなら，まじめな医療スタッフであればあるほど，病院内で患者が転んでけがをしたという事実を前に，こうしておけばよかった，ああすれば事故を防げたかもしれないと，再発防止を最優先に考えるからです。たとえ病院側に過失がなくても，責任逃れのような主張にはなかなか理解が得られにくいと思います。

毅然とした対応を取るためには，事例のように身体拘束の目的を明らかにしておくことと，身体拘束の方針について準拠する資料やマニュアルを明確にしておくことです。

●「医療事故」と「医療過誤」

往々にして「医療事故」と「医療過誤」の境界はあいまいであり，グレーゾーンの幅は相当な範囲に及びます。その一方で「本当のことを話して謝りましょう」というハーバード大学の医療事故防止マニュアル[3]を踏まえ，Aさんのように病院内で転倒・転落して障害を負ったのは申し訳ない，まず最初に謝罪するべきだ，という意見もあります。

もちろん，医療事故による有害事象を前にして「本当のことを話す」のは当然であり，患者側に寄り添って受容，共感するのはとても大事です。しかし，真実を語ることと謝罪は分けて考えるべきです。なぜなら紛争の現状では，たとえ落ち度がない「医療事故」であっても「医療過誤」という前提で交渉が進んでしまうことになりかねないからです。したがって今回の事例のように100％の結果責任を負うのはどうかと思われるときには，毅然とした対応が必要なことも決して忘れな

いでください。

　ただし，転倒・転落の再発防止という観点からは，今後に向けて身体拘束の方法の見直しや，ナースステーションを無人にしない体制の検討が必要です。

引用文献

1) 集中治療室に入室した JCS 3～10 の患者が異常行動により身体抑制器具から抜け出し，転落事故に遭った事例．医療判例解説 38：101-116, 2012.
2) 厚生労働省「身体拘束ゼロ作戦推進会議」：身体拘束ゼロへの手引き—高齢者ケアに関わるすべての人に．2001. http://www.ipss.go.jp/publication/j/shiryou/no.13/data/shiryou/syakaifukushi/854.pdf(last accessed 2016/8/18)
3) ハーバード大学関連病院(著)，東京大学医療政策人材養成講座有志「真実説明・謝罪普及プロジェクト」メンバー(訳)：医療事故：真実説明・謝罪マニュアル「本当のことを話して，謝りましょう」．2006. http://www.stop-medical-accident.net/html/manual_doc.pdf(last accessed 2016/8/18)

コラム2
近年の医療職に対する行政処分の状況

　毎年医道審議会から公表される医療従事者の行政処分には，重いものから順に「免許取り消し」「業務停止」「戒告」があります。その多くが不法な麻薬所持，悪質な交通事故（ひき逃げや飲酒運転），医薬品や注射器の窃盗など反社会的な犯罪に関連しています。

　看護師に注目すると毎年20名前後が行政処分を受けています。2011～2015年の5年間では看護師免許の取り消しが14件，業務停止が85件，戒告6件でした[1]。本書で取り上げた事例の看護師たちもこの中に含まれていて，医療事故による業務停止は近年増加傾向にあります。

　これまでも繰り返し述べてきましたが，そもそも看護業務には危険な医療行為が内在して事故が生まれやすいことに加えて，人手不足から来る慢性的な過労状態なども大きく影響しています。そして医療のプロとはいえ人間である以上，100%間違いを起こさないとは言い切れません。

　自分がかかわった医療事故により患者が死亡したり重度の後遺障害が残ったりすると，看護師も業務どころではなくなることでしょう。日本看護協会の調査によると[2]，医療事故に関連して行政処分を受けた看護職42名のうち，職場復帰していない（もしくは確認が取れない）人は11名，全体の26.2%にも及びます。その中には「恐怖感から看護師として継続できず退職しました」という例もありました。

　せっかく高い志を持って看護の道に進んだにもかかわらず，期せずして医療事故の当事者となり，周囲からは孤立して看護師のキャリアを断念せざるを得ない状況は日本の医療界にとって大きな損失です。それだからこそ，本書で紹介したような事故を繰り返さないよう対策を取ることが大切なのです。

---

1) 厚生労働省ウェブサイト：医道審議会（保健師助産師看護師分科会看護倫理部会）．http://www.mhlw.go.jp/stf/shingi/shingi-idou.html?tid=127798 (last accessed 2016/8/18)
2) 日本看護協会：医療事故に関連して行政処分を受けた看護職の職場復帰状況調査結果．2007．http://www.mhlw.go.jp/shingi/2007/06/dl/s0606-4n.pdf (last accessed 2016/8/18)

第 2 章

高齢患者と
看護事故

問題行動，誤嚥，入浴中の事故など

ナースコールを握りしめたまま押し続ける患者，紙おむつを口に入れてしまう認知症の患者。さらには誤嚥や入浴中の安全確保など，高齢患者の看護では問題が山積みです。どうすれば看護事故を防止できるでしょうか。

Case 6 ナースコールを押し続ける高齢患者への対応

ダミーのナースコールは使用してよいでしょうか？

まずはあるブログ記事を紹介します[1]。

「(大腿骨骨折で入院中の)お婆ちゃん，(中略)ナースコールを押し続け，『看護婦さ～ん！ お家に帰らせてぇ～』と大騒ぎ。看護婦さんを困らせています。そこで登場したのがダミーのナースコール。パーフェクトな看護ですね♪ 頭が下がります！ お世話になります～」

ひっきりなしに何度もナースコールを押す患者……。高齢者の看護では誰しも経験があることでしょう。病状はさほど重篤ではないにもかかわらず，あまりにもコール回数が増えた場合には，どのような工夫をされているでしょうか。

そうした大変さを家族が十分に理解してくださると，良好な信頼関係ができてこのブログ記事のように，「頭が下がります」となりますが，万が一，患者の容態急変時にナースコールが本来の役目を果たしていなかったらどうなるのでしょうか。Case 6 ではダミーのナースコールを使用中に転倒事故を起こした事例(和解例)を取り上げます。

事例：骨盤骨折で入院となった 90 歳女性

事例を読みながら考える 2 つの問い
① ナースコールを頻回に押す高齢患者にどう対処しますか？
② ダミーのナースコールを使用してよいと思いますか？

　A さんは 90 歳の女性です．介護保険では要介護度 1 と認定され，もともと悪かった膝の影響で入浴には介助が必要でした．たまに失禁がありおむつを使用することもありましたが，歩行は自立し，食事もセットすれば自分で食べることができました．年齢相応の物忘れは見られたものの，何とか 1 人暮らしが可能な状況でした．

　9 月 15 日，敬老の日のお祝いということで自宅近くのレストランに A さんとその家族が集まりました．和やかな食事会が終了して帰宅しようと駐車場へ向かい，ミニバンに乗り込もうとしたとき，A さんはステップを踏み外して転倒してしまいました．受傷直後からひどい痛みが見られたのですぐに B 病院を受診したところ，X 線写真で骨盤骨折が明らかとなり，安静目的でそのまま入院となりました．

●夜間せん妄が激しくなる

　骨盤骨折は手術とはならず，しばらくの安静を経てリハビリテーションが始まる予定でした．経口の鎮痛薬と坐薬の併用で骨折の痛みは自制内でしたが，慣れない入院生活にうまくなじめなかったようです．昼間は比較的落ち着いて面会に訪れた家族とは和やかに接するものの，夜間になると不眠のためにそわそわし，尿意を頻回に催して度々ナースコールを押すようになりました．尿器を用いた排尿介助をすることもありましたが，ほとんどはおむつへの失禁でした．

　やがて興奮する頻度が増えるとともに夜間せん妄が出現し，「ちょっと看護師さーん，暑いのよ，暑くてたまらないのよ」と言って上半身裸になったり，「腰が痛いのよ，何とかしてよ」と独り言を

つぶやき,「看護師さーん,助けて! 変なのが来る,ほらあそこ!」と大声を上げることもありました。ナースコールを渡すとずっと握りしめたまま押し続けてしまう状況であり,いくらだめても,制止しても,素直に従うそぶりは見られませんでした。しかも尿意を催すと不穏状態が強くなり,ベッド柵から足を投げ出して身動きが取れなくなることもあったので,家族に身体拘束の許可を依頼しますが,同意は得られませんでした。

そのため夜間はベッドの3点柵と頻回の訪室で様子を見ることになりました。それでもナースコールは頻繁に鳴り,担当看護師はその対応に追われて他の患者のケアにまで手が回らないこともありました。しかも看護師の人数が少ないときに夜間せん妄はひどくなり,一部の看護師は精神的にも大きな負担を感じるような状況でした。

●ダミーのナースコールを用意

夜勤帯の状況報告を受けた看護師長はリーダー看護師と相談して,夜間の興奮時には予備のナースコールをダミーとして使用することにしました。つまり,本物のナースコールは壁のナースコール掛けにつなげたまま,Aさんの手の届かないところへ置き,配電盤には接続しないもう1本のナースコールをAさんに渡します。もちろんダミーのナースコールですから,いくら押しても看護師に伝わることはありません。

一方で家族へは,夜間のダミーのナースコール対応について正式な説明はなく,時折昼間もダミーのままで変更しないことがありました。面会に来た家族は,ベッドサイドにナースコールが2台用意され,壁の配電盤に接続されたナースコールはAさんの手の届かないところにあったことに気付いていました。それでも,夜間は大声を張り上げたり失禁したりすると看護師から聞かされていたので,病院には迷惑をかけて申し訳ないが,偽物のナースコールを渡されるなんて,とうとうこんなことになってしまったのかと,複雑な思いでいました。

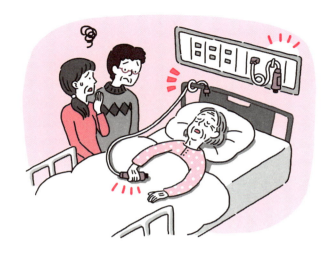

● **深夜の転倒事故**

　そして問題の事故が発生したのはダミーのナースコールを渡してから 3 日後の 9 月 22 日です。この日は明け方から叫び声を上げて興奮気味な A さんでしたが，日勤帯になって看護師の訪室頻度が増えることで少し落ち着いていました。午前中は清潔ケアや痛みに対する鎮痛薬で病状は安定し，食事をむせることなく自力摂取した後，午後は消灯時刻である 21：00 まで家族と一緒に過ごしました。

　家族が帰宅後は睡眠導入薬の効果もあって，23：20 の巡回時にはすやすやと眠っていました。ところが 23：50，他の患者のおむつ交換をしていた夜勤看護師が，ガタンという大きな物音がしたため駆けつけると，A さんはベッドサイドに仰向けになって転倒し，後頭部からは大量の出血です。ベッドは 3 点柵でしたので自分で降りてしまい，そのまま後ろ向きに転倒してしまったようです。

　当直医が駆けつけたときにはかろうじて呼名反応はありましたが，やがていびきをかくような呼吸となりました。直ちに気管内挿管をした後で施行した頭部 CT スキャンで，急性硬膜下血腫，外傷性くも膜下出血，脳挫傷と診断され，すでに脳ヘルニアを起こしている状況で

Case 6　ナースコールを押し続ける高齢患者への対応

した。間もなく呼吸停止となり人工呼吸器を装着，来院した家族へ当直医が状況を説明しました。

当直医「どうもトイレに行こうとしたのでしょうか。ベッド柵のないところからご自分で起き上がって転倒してしまい，後頭部を打って，頭の中に出血してしまいました。脳へのダメージは相当重度であり，今は脳死寸前の昏睡状態です。手術で出血を止めないと命にかかわります」

家族「手術をすれば意識は戻るのですか？」

当直医「すでに瞳孔は散大していますので，90歳という年齢を考えると開頭手術に耐えられるかどうかさえ心配ですし，手術がうまくいって一命を取り留めたとしても，その後はかなり厳しいです。よくて寝たきりの植物状態という可能性も否定できません」

家族「皆とも相談しますが，なるべく苦しまないようにしてください」

当直医「分かりました。できるだけのことはしたいと思います」

家族「これまで自分から歩くことなどなかったのに……。多分おしっこがしたくて我慢できなかったのでしょう。おむつを嫌がっていましたから。もしナースコールを鳴らすことができたら看護師さんが来てくれて転ばなかったのではないですか？」

当直医「ナースコールですか？」

家族「おばあさんはベッドで騒いでナースコールをずっと鳴らすものだから，看護師さんたちが鳴らないナースコールにしていたんです」

当直医「えっ？　鳴らないナースコール？」

家族「そもそもナースコールを鳴らないようにしたという説明はありませんでした。先生は知らなかったんですね。看護師が勝手に決めたことなんですか？」

看護師「それについては……」

家族「おしっこがしたくてナースコールを押したのに，誰も来てくれないから，仕方なく自分でトイレに行こうとしたのでしょう。これってひどくないですか？　うちのおばあちゃん，昼間はしっかり

入院治療の経過	要介護度1だが，ある程度生活は自立。乗車時に転倒し受診，骨盤骨折のため安静目的で入院。疼痛は自制内だったが，徐々に夜間せん妄が出現。興奮しナースコールを押し続けてしまうこともあった。不穏状態が強くなったため，家族に身体拘束の許可を依頼するも拒否。
事故の3日前	夜間の興奮時にはダミーとして予備のナースコールを渡すことに。
事故当日	23:20の巡回時に入眠しているAさんを確認。23:50過ぎにAさんがベッドサイドに転倒，後頭部から大量の出血。
事故後	脳ヘルニアを起こしている状況で，呼吸停止となり人工呼吸器を装着。高齢のため手術せず保存的治療を行うも，3日後に死亡。

図6-1　事例の経過

していて決してぼけてたわけではないんです。それなのに……」
看護師「病棟内では転倒にはいつも気を付けています。でもずっとAさんに付き添って看護するのは難しいので，こういう場合にはなるべく転倒を予防するために身体拘束することもあるのですが……。ご了解いただけなかったので……」
家族「そんな，ベッドに縛り付けるなんてかわいそうです。そもそもナースコールがうるさいといって鳴らなくしたことが問題でしょう？　病院の幹部にも報告してください。どうしてこんな扱いを受けなければならないのか，納得できるように説明してください！」

　開頭血腫除去手術を施行しても90歳という年齢を考えると予後は大変厳しいという説明を受けて，結局のところ家族は手術を希望しませんでした。Aさんは間もなく脳死状態となり，そのまま保存的治療が行われて転倒から3日後に死亡されました（図6-1）。病理解剖の承諾は得られませんでした。

再発防止のための事例検討

> **ここで事例のポイントを整理！**
> ① 夜間せん妄が激しく頻回にナースコールを鳴らすため，看護師の大きな負担となっていた
> ② 看護師長とリーダー看護師が相談して，ダミーのナースコールを用意したが，家族に正式な説明はしなかった

●問題となったナースコール

　90歳という高齢のAさんが，骨盤骨折で入院していたさなかの転倒事故です。しばらくは床上安静の指示が出て，日中は比較的穏やかでしたが，夜間せん妄が著しくナースコールを頻繁に押すため，看護師らはダミーのナースコールで対応していました。

　そして入院による環境変化が影響したのでしょうか，認知症のような症状も出始め，家族がいないときにはベッド柵から足を投げ出して身動きが取れなくなることもありました。とすればその後の問題行動として，制止にもかかわらず立ち上がったり，歩き出して転倒する危険性は事前に予想できたことになります。そのため病院側としては身体拘束の許可を要請したものの，家族の同意は得られませんでした。

　この事例は家族が転倒の危険を知りながら，事故を回避するための手段である「身体拘束」を拒否したのだから，病院側に責任はないだろうと考えたいところです。ところが，**問題となったのはダミーのナースコール**でした。

　皆さんはどう思われますか？　緊急事態ではなくてもナースコールを押し続ける患者を前にすると，「どうして？」と感じるのがむしろ普通でしょう。それでも多くのまじめな看護師は，ナースコールのたびに患者のところへ駆けつけて，たとえ肩すかしになったとしても，無駄な対応であったとしても，丁寧な対応を心掛けていると思います。しかしそれにも限度があり，特に人数の少ない夜間の勤務帯で頻

回のナースコールに対応する看護師の精神的・肉体的負担はかなり大きく，体調を崩す心配さえあります。

● **ナースコールの意義と設置義務**

　ご存じのように，病院や老人保健施設には厚生労働省が定める施設基準として，ナースコールの設置義務があります。実際のナースコールで呼び出し頻度の高い内訳は，「点滴」「排泄」「疼痛」であり，生死にかかわる緊急コールは少ないようです。ところが，故障を含めていざというときにナースコールが機能していないことが分かると，施設側の管理責任を問われる事態へ発展するのは間違いありません。ましてや，ダミーのナースコールを渡すなどその機能を意図的に停止すると，入院患者の「権利」を侵害した行為と見なされるでしょう。

　その一方で，現場の看護師たちから発せられる悲痛な声もよく分かります。それでなくとも人手不足の夜勤帯に，認知症のためとはいえ急ぐわけでもないのに2，3分ごとにナースコールが鳴り，その都度対応に追われて本来の仕事ができない，休憩どころか食事を取る時間もなく，仮眠すら難しい，本当に重症な患者へ十分な看護が行き届かない……。そういう悪循環を解消するためにナースコールを夜間だけでも鳴らないようにするのは仕方がない，病院の対応が不満ならば家族の皆さんが面倒を見ればいいのに……。おそらく多くの医療スタッフの感じるジレンマだと思います。

　しかし繰り返しになりますが，医療を提供する側の理由により，設置が義務付けられたナースコールの機能を停止しているさなかにAさんのような容態急変が起こると，まず間違いなくトラブルになると考えてください。なぜなら「人権侵害」という主張に対して弁解の余地がなくなるからです。

再発防止のためにできること

① 背後にある病態(排尿障害や空腹感など)を評価し,不安を和らげる
② やむを得ずダミーのナースコールを使用する場合は家族との十分な話し合いと同意の下,一時的な使用にとどめる

　それでも現実問題として,頻回にナースコールを押す患者に向き合わなければならないわたしたちは,ナースコールの機能を停止する前に適切な対応を検討する必要があります。決して簡単に解決できる問題ではありませんが,次に述べる2点はぜひとも念頭に置いていただきたいと思います。

●まずは患者の不安に目を向ける

　ナースコールをいつでも押すことができる状態は,患者へ大きな安心感をもたらすのは間違いありません。認知機能に問題のない患者であれば,必要に応じてナースコールを利用することができるでしょう。ところがその「必要度」を理解できずに不安になるのが認知症です。

　その場合にはできる限り医療従事者が先回りして,ナースコールを押したがる病態を適切に見極め,どうすれば不安が軽減してナースコールが減るのかを考えるべきです。なかには排尿障害で薬物療法が必要な場合もあるでしょうし,好きな食べ物によって空腹感を満たすことで解消できるかもしれません。あるいは,忙しい中でも看護師がしばらくそばに寄り添っているだけで不安が和らぐ場合もあると思います。そのほか,さまざまな夜間せん妄に対するアプローチがありますので,効果的なものを実践してみてください。

●それでも状況が改善しない場合

　それでも頻回のナースコールで日常業務が忙殺され，他の患者の安全が守れない場合には，その状況を家族へ伝える必要があります。できれば夜間のコールが多い時間帯に家族の付き添いを要請し，いかに大変な状況なのかを目の当たりにしてもらうべきだと思います。

　この場合に，参考になるのは身体拘束の3要件，「切迫性」「非代替性」「一時性」です。他の重症患者へのケアに支障が出るほどナースコールを多用する患者を前にして，考えられる対応を尽くしても改善しないのであれば，家族との十分な話し合いと同意の下に「一時的」にナースコールを外すことはやむを得ない対応だと思います。ただし，くれぐれもナースコール外しが常態化しないようにしてください。

引用文献

1) 続・悩める主婦のてんやわんや日記.
　　http://keikonokai.exblog.jp/4448882/（last accessed 2016/9/21）

Case

紙おむつを食べる認知症患者

異食による窒息死は防げたのか？

　日本の高齢化率は世界で最も高い水準にあり，2016年現在では日本人の4人に1人が65歳以上の高齢者です。そうすると今後は高齢者特有の疾患がますます増え，その中でも認知症に関連した看護ケアが最重要課題の1つになることは間違いありません。

　医学の進歩により認知症に有効な薬剤の開発が待たれるところですが，残念ながらこれまでのところ劇的な効果を上げるまでには至っていないようです。そのためできる限り認知症の進行を遅らせるか，あるいは患者本人と介護者が心穏やかに過ごせるように，徘徊，せん妄，幻覚，妄想，異食などのBPSDをコントロールできるかが，医療スタッフに期待される重要な役割です。

　Case 7では，著しいBPSDのため自宅での介護が限界に達して施設入所になったものの，紙おむつを食べて窒息死した裁判例（2011年2月4日さいたま地方裁判所）[1]を取り上げます。

事例：多発性脳梗塞の78歳男性

事例を読みながら考える2つの問い
① BPSDで異食行為がある高齢患者に紙おむつを使用する際は，どのような対策を取りますか？
② 介護用品のメンテナンスはどのように行っていますか？

Aさんは68歳のときに多発性脳梗塞と診断され，徐々に認知症の症状が進行，デイサービスやショートステイを利用していました。やがて紙おむつなど食物以外のものを口に入れる異食癖が目立つようになるとともに，自宅での介護が限界に達し，B特別養護老人ホームへ入所したのが76歳のときでした。

　入所後も紙おむつを頻繁に外し，ちぎってぼろぼろにしたり，尿取りパッドを口に入れたりする行動が続きました。他にもガーゼ，薬袋，便，湿布などを異食し，のどに詰まって窒息寸前になったこともありました。気付いた職員が詰まったものを取り出そうとしても暴れ出すので，2人がかりで押さえつけて口の中のものを掻き出すことも度々ありました。

　職員の制止にもかかわらずおむつをいじって外したり，異食行為に及んだりするAさんに対しては，紙おむつではなく布おむつの使用を原則としていました。しかし，吸水性の高くない布おむつでは褥瘡や皮膚のかぶれが心配でしたので，看護師は皮膚の状態に応じて布おむつと紙おむつを使い分けるように工夫していました。

● 疥癬にかかり介護服を着用

　Aさんが入所してから約2年後の6月11日，頭部を除くほぼ全身に湿疹が出現し，皮膚科医の診断は疥癬でした。感染症対策として個室へ移動するとともに，湿疹の悪化と他人への感染予防のため，布おむつは中止して紙おむつのみを使うことになりました。また，紙おむつを簡単に外せないようにするため，ファスナー付きの介護服を着用させました。

　この介護服は頭部および両手足を除く身体全体を覆うもので，上半身の襟元から腹部にかけてと，片方の下肢の裾から股下を経由し他方の下肢の裾にかけての2カ所にファスナーが付いていました。ファスナーのスライダーにつまみはなく，ファスナーが閉じた状態ではスライダーを動かしてファスナーを開けることはできません。ファスナーを開けるためには専用のフックが必要であり，ファスナーを開け

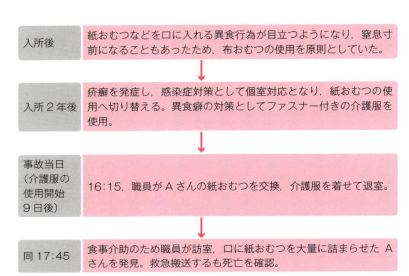

図 7-1　事例の経過

ない限り介護服を脱いだり，手を中に入れておむつをいじったりすることはできない構造でした。

◉**紙おむつを異食して心肺停止**

　問題の事故が発生したのは，疥癬の診断から 9 日後の 6 月 20 日でした。16：15 に 2 名の職員が A さんの紙おむつを交換して介護服を着せ，ファスナーを閉めて部屋を後にしました。17：45，食事の配膳と介助のために職員が訪室すると，口の中に紙おむつが大量に詰まった状態で全身チアノーゼの A さんを発見します。直ちに看護師が駆けつけますがすでに心肺停止状態で，口の中からちぎれた紙おむつを掻き出すとともに，救急病院へ搬送しましたが，残念ながら死亡確認となりました。

　死因は紙おむつによる「窒息」でした。なお容態急変時，A さんが身に着けていた**介護服の下肢部分はファスナーが開いていて**，紙おむつが破れた状態で散乱していました（図 7-1）。

その後の展開

●施設側の説明と家族側の不信感

　重度の認知症に加え，BPSDによる問題行動を繰り返して自宅では面倒を見きれず，2年以上にわたって施設に預けられていたAさん。本来であれば家族との交流を通じて施設との信頼関係が構築されてもよいものですが，家族は突然の訃報にとても驚き，さらに死因が紙おむつの異食による窒息と聞いて不信感が高まりました。

家族「なぜこのようなことになったのですか？　うちのおじいさんは何でも口にしてしまうことは分かっていたのでしょう？」

看護師「Aさんが紙おむつやガーゼ，薬袋，湿布などを食べてしまうのは，わたしたちもずっと前から心配していて，口にできるものはなるべく手の届かないところに置くように気を付けていました」

家族「それが分かっていてなぜ紙おむつをしたのですか？」

看護師「もともと布おむつを使っていたのですが，布おむつだと吸水性が悪く床ずれやおむつかぶれができるので，皮膚の状態を見ながら布おむつと紙おむつを交互に使い分けていました。ところがAさんは疥癬という感染症にかかり，院内感染予防のために4人部屋から個室へ移動し，布おむつは中止して紙おむつで対応していました」

家族「それならば紙おむつを引きちぎって食べないような対策は取っていたのですか？」

看護師「紙おむつに手が届かないように，特別なフックがないとファスナーを開け閉めできない介護服を着用していました」

家族「でもファスナーが開いていたっていうじゃないですか」

看護師「毎回ファスナーはきちんと閉じていました。でもAさんが無理矢理こじ開けたようです」

家族「認知症がひどい父であれば，ファスナーをこじ開けるかもしれ

ないと分かるでしょう？」
看護師「頑丈なファスナーをこじ開けるなんて，わたしたちにとっても想定外でした。残念な事故ではありますが，施設のマンパワーからしてずっと付き添って監視するわけにもいかないので……」
家族「病気で死亡するなら分かるけれど，紙おむつをのどに詰まらせて死ぬなんて信じられない。皆さんを信用しておじいさんを預けたのに，こんな結果になったのはどうしても納得できません」

　不可抗力を主張する施設側と，管理責任を追及する家族側。双方の主張は平行線をたどったまま，やがて弁護士が代理人となります。その中で，紙おむつをいじることができないように着用したはずの介護服に注目が集まり，家族側は実際の介護服を提出するように要請しました。
　ところが，なぜか事故後に施設の介護服はすべて処分され，しかも，事故当時の介護服は購入後6〜8年が経過したものであることが分かりました。介護服のメーカーによれば，介護服の耐用年数は毎日洗濯した場合2年程度ですので，劣化した介護服が使用されていた可能性が浮上します。ついに，2464万円の損害賠償を求める裁判へと発展しました。

●ファスナーの閉め忘れ？　損傷？

　介護服のファスナーが完全に閉められていれば，そのままでは紙おむつを取り出すことができないのが本来の構造です。しかし製造メーカーによると，ファスナーは専用フックを使用しないと開閉は非常に難しいものの，生地が破れてファスナーが開く事例があること，介護服の耐用年数を過ぎると生地や縫製部分の劣化により破れやすくなるという事実も明らかとなりました。しかも事故直後に施設にあった介護服はすべて廃棄処分され，事故の発生原因にかかわる重要かつ客観的な資料が提出されなかったことを，原告側は「証拠隠滅である」と主張し，施設に対する裁判官の印象はとても悪くなりました。

その結果,「介護服の下に着用していた紙おむつを取り出すことができたのは,ファスナーの閉め方が不十分であったか,ファスナーが故障していて容易に開く状況にあったか,生地の劣化があって介護服が破れたという可能性が高い。そして事故当時,紙おむつをちぎって口に入れるという**異食行為を繰り返していて,窒息死に至る危険があることも具体的に予見される状況にあった**。そのため,介護服を着用させるに当たっては,故障や劣化がないかどうかを点検して,不具合のない介護服を着用させ,ファスナーを完全に閉じることによって,紙おむつを取り出すことがないよう**万全の措置を講ずる注意義務があった**のに,それを怠り,介護服を適切に使用せず,そのために紙おむつをのどに詰まらせて窒息死した」と裁判所は認定し,賠償金1770万円の支払いを命じました。

再発防止のための事例検討

ここで事例のポイントを整理！
① 感染症のため紙おむつを使用し,異食防止対策として介護服を着用させていた
② 職員が異食に気付いたとき,介護服のファスナーは開いた状態で,故障や劣化の可能性が考えられた

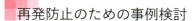
●家族との信頼関係と事故発生後の対応

　多発性脳梗塞による認知機能の低下で,Aさんには近くにあるものを何でも口にするという異食癖が見られていました。当初は異食防止のため布おむつを使用していたものの,感染症(疥癬)対策のため布おむつから紙おむつへ変更した数日後に発生したのが今回の事故です。

　これまでにもちぎった紙おむつを異食していたAさんでしたので,事故防止のため介護服を着用させていたのは適切な対策です。ところが肝心の介護服が正常に機能せずに,施設側から「ファスナーが開い

ていたのは不可抗力」という説明を受ければ，当然その介護服の現物を見せてくださいという気持ちになるでしょう。ところが医療事故発生時に重要である「現物保全」の考え方に反して，介護服は処分されていました。

　おそらく同じ事故が発生しないようにという理由で，不具合が起こった介護服は速やかに処分してしまったのでしょう。しかし，事故の証拠となる物品を保管せずに廃棄するという行為は，家族との信頼関係に大きな影響を及ぼしました。原因究明が困難になるということ以上に，家族の心情という観点から見ても，事故後の対応に問題があったと言わざるを得ません。

　また，耐用年数が定められている備品を規定以上の年数にわたって使用すると，劣化や故障は「予見可能」な出来事と判断されてしまいます。物品を正しく使用するだけでなく，適切に管理することの重要性を再認識する必要があります。

再発防止のためにできること

① 異食行為に至る背景を考慮し，個々の患者に合った対策を検討する
② 事務部門と連携して備品リストを作成し定期的な点検を行う

● BPSD対策

　ここで検討したいのが，異食などのBPSDとどのように向き合うべきかという，とても難しい問題です。多忙な医療現場では，認知症の高齢者が異食行為を繰り返すと，「全くもう！」と感じてしまうのがむしろ自然でしょう。しかしそれは，「認知症があり，理解困難で，問題行動を繰り返す厄介な高齢者」というレッテルを貼ってしまうことになりかねません。その場合すぐに思い浮かぶ対策としては，「制止する」「叱る」「異食したものを吐き出させる」「異食対象を手の届

かないところへ隠す」などですが，いくら制止して叱りつけても，そもそも高度な認知障害があるので問題はなかなか解決しないと思います。

これまでさまざまな看護研究から，こうした問題行動を<mark>「適切な援助によって消失し得る行為と受け止める」</mark>ことが，効果的な対応策になると分かってきました[2]。つまり異食の背景にある何らかの満たされない感覚，理由などを見いだして，医療施設が安心・安全な居場所であるというメッセージを伝えようという取り組みです。そもそも認知症の高齢者にとっては，なぜ制止されたり叱られたりするのか理解することが難しいので，自分を否定する看護・介護職員は脅威にすら感じられます。紙おむつを食べてしまうのは，本当は他に食べたいものがあるのにその欲求が満たされないため不安になり，近くにある紙おむつに手を出してしまうからだ，という解釈です。

すでに一部の施設では取り入れていると思いますが，もし異食が見られたときには，それを本人の好物と交換するというのも1つの方法でしょう。家族の協力を得てあらかじめ好みのおやつを用意し，異食行為に及びそうなとき，あるいは何かを口にしてしまったときに，目の前に好きな食べ物を並べて本人に選んでいただく，というようなやり方です。もちろん，好きなだけ食べてよいというわけではなく，糖尿病や高血圧などの持病に配慮が必要であることは言うまでもありません。

●事故のリスクを想定した備品対策

病棟に備え付けられた各種モニター機器，輸液ポンプ，人工呼吸器などのハードウエアは，不具合が生じると場合によっては生命の危機につながるので，定期的なメンテナンスを欠かすことはできません。それに対して今回のような介護服，あるいはタッチガードなどは認知症の高齢者にとって必要な備品であるものの，見た目の劣化がはっきりしない限り，修理や買い換えなどの判断は難しいと思います。

ところが今回の事例で明らかになったように，介護服は毎日洗濯す

ると耐用年数はたったの2年程度です。実際の使用頻度から考えると，2年以上使ったとしても大きな問題にはならないと思いますが，生地の劣化に伴って「ファスナーを患者自身が自由に開閉できない」という**本来果たすべき機能が損なわれる心配**があります。

　それでも現場のスタッフが器具の耐用年数を確認したり，こまめな品質チェックなど定期的な点検を行うのは難しいでしょうから，施設全体で備品管理を徹底することが望まれます。具体的には事務部門と連携して備品リストを作成し，購入年月日を明らかにした上で耐用年数を記入するのがよいでしょう。そして3〜6カ月に1度は定期的に使用状況や劣化具合を調べて，施設全体で管理しているということを記録に残すことが重要です。

引用文献

1) 裁判所ウェブサイト：さいたま地方裁判所平成23年2月4日判決. http://www.courts.go.jp/hanrei/pdf/20120117133202.pdf (last accessed 2016/8/18)
2) 脇田久美，三枝喜代子，中村恵子，ほか：特別養護老人ホームにおけるその人らしさを尊重した看護援助の検討―盗食・異食行為がある痴呆性高齢者の援助. 岐阜県立看護大学：平成14年度共同研究事業　共同研究報告書. pp167-171, 岐阜県立看護大学, 2002.

コラム3

まさかおむつを食べるなんて……

　これまで診察してきた患者で，今でも強く印象に残っている90歳の独居女性Aさんの事例をご紹介しましょう。もともと高血圧症で通院し，何回か軽い脳梗塞を繰り返すうちに認知症が徐々に進行しました。やがて誤嚥性肺炎をきっかけに入院となり，抗菌薬の投与で肺炎は沈静化したものの，入院という環境変化が影響したためか認知症は急速に悪化，BPSDは軽微でしたが，改訂長谷川式簡易知能評価スケールも施行できないほどの重度認知症となりました。

　急性期の病状は一段落し，次の受け入れ先施設を探そうとしていた矢先に事件は起こりました。Aさんの向かいのベッドには，Aさんと同じ年格好のBさんが，脳梗塞後のリハビリテーション目的で入院していました。Bさんの家族はとても熱心で，お嫁さんが毎日面会に訪れて，週末になると大勢の親戚が集まり，ベッドはお見舞いの品であふれていました。とても1人では食べきれないので，BさんはAさんにお裾分けをしましたが，身寄りのないAさんは終始機嫌が悪く，Bさんが差し出したお菓子や果物には手を付けませんでした。

　事故当日の午後，いつものようにBさんには大勢の見舞客が訪れ，和やかに談笑していました。向かいのベッドのAさんはこの日も不機嫌そうでしたので，心配したBさんの家族がカーテンを開けて「よかったらどうぞ」とベッドのオーバーテーブルにカステラを置きましたが，いつもの通りAさんは食べようとしませんでした。

　ところがその数分後，カーテンの向こうであえぐような息づかいが聞こえたのでBさんの家族が声を掛けると，Aさんは口いっぱいに何かを頬張ってもがいていました。駆けつけた看護師が口の中のものを吐き出させると，出てきたのはカステラではなく，引きちぎられた大量の紙おむつでした。

　直ちに当直医が救急蘇生を開始しましたが，大量の紙おむつが詰まってなかなか気道確保ができず，Aさんは間もなく死亡しました。Aさんは，大勢の見舞客に囲まれたBさんがうらやましかったのかもしれません。これまで異食癖はなかったものの，認知症と相まって紙おむつを食べてしまったのではないかと考えられました。身寄りのないAさんはそのまま荼毘に付されましたが，場合によっては病院の管理責任を問われかねないケースでした。

Case 8 入浴中の事故

高齢患者の見守りはどこまで必要？

　お風呂好きの日本人にとって，ゆっくりとくつろげる入浴は至福のひとときでしょう。ところが入浴中に突然倒れる高齢者は数多く，東京消防庁の推計では全国で年間約1万4000人が入浴中に急死し，その約8割は1人で入浴している健康高齢者です[1]。その病態として気温，室温，湯温などの影響で心臓や脳に発作が起こり，意識障害が現れると推測されています。それが浴槽内であれば溺死事故，浴槽から出ていれば転倒事故となり，その半数は現場での死亡（心肺停止状態）でした。ここでは，病棟内の浴室で大やけどを負って死亡した高齢者の事例（2011年10月14日千葉地方裁判所）[2]を取り上げることにします。

事例：変形性膝関節症の79歳女性

事例を読みながら考える3つの問い

① 高齢患者の自立度をどのようにアセスメントしますか？
② 入浴介助や見守りの必要性はどのように判断しますか？
③ 入浴設備の説明や入浴中の巡回はどこまで行いますか？

　Aさんは40歳代の頃から両膝の関節痛を患い，約8年前から自宅近所の整形外科へ通院するようになりました。最近になって膝関節の痛みが激しく，次第に歩行が難しくなったため，B市立病院整形外科を受診したところ，両側の変形性膝関節症と診断され，手術治療を勧

められました。初めは手術を受けるかどうか迷っていたAさんでしたが，79歳と高齢ではあるものの膝以外にはこれといった疾患もなく，日常生活動作は自立していたので，思い切って手術に同意。10月31日に入院，11月7日に手術，その後はリハビリテーションを行って12月中旬には退院するという予定が組まれました。

　入院に際してB市立病院の看護部では，「入院される方へのお願い」と題した書面を用意し，「日常生活でご自分ができない動作はありますか？　いくつでも〇印をお付けください」とAさんにお願いしました。Aさんは「歩行」「移乗」「浴槽に入る」「髪を洗う」「重い荷物を持つ」に〇印を付け，さらに「できない動作をどうしていますか」という問いへの選択肢「他者に手伝ってもらう・自分なりに工夫している」には，「自分なりに工夫している」と回答しました。もともと加齢による難聴のために，あまり理解していなくても返事をしてしまうことがありましたが，認知症を疑うような言動はなく，判断力にも問題は見られませんでした。

　10月31日，Aさんは予定通りB市立病院へ入院となります。病棟内で歩行するときに足を引きずるような跛行は見られたものの，ふらつきや膝折れなどはなく，手放しで病室のトイレを往復することができました。歩行時に膝の痛みはありましたが，自制の範囲内でした。

　担当看護師は入院時のオリエンテーションで，「入院される方へのお願い」への回答を見ながら，「入浴は普通のお風呂と介護用のお風呂がありますが，どちらにしますか」「1人で入っていますか」と質問しました。Aさんは「1人で入っている」と答えたので，入浴は自立していると考えて，それ以上の聞き取りや，入院オリエンテーションに同席した家族への確認はしませんでした。

● **手術前日の入浴**

　入院後のAさんはのどの痛みがあるなど少々風邪気味であり，入浴やシャワーを控えていました。それでも手術前日には身体を清潔にすることが必要であるため，病棟担当チームの看護師は午前中のカン

ファレンスで入浴方法について検討し，病棟の小浴室で介助を付けずに入浴してもらうことにしました。

　そして手術前日の 11 月 6 日 14：00，担当看護師は A さんを小浴室に案内し，「何かあったらナースコールを押してくださいね。浴室の鍵は閉めないようにお願いします」とだけ説明して，==患者のプライバシーに配慮しそれ以上の介助や見守りはあえて申し出ませんでした==。そして A さんも，看護師に入浴の介助を求めたり不安を訴えたりすることはありませんでした。

　なお，A さんの自宅の浴槽の給湯温度は自動設定され，39 度以上の湯は出ない仕組みでした。一方で B 市立病院の小浴室には，浴槽と洗い場で別々の混合水栓が設置され，洗い場の方は水温調節のハンドルを回すタイプであり，浴槽は湯と水の量を別々に調節して湯温を調節する混合栓でした。そして浴槽の給湯栓は左に回すと 55～56 度の熱湯が出るようになっていました。

●浴室内での意識消失

　担当看護師は A さんを小浴室に案内して簡単な説明をした後，==他の患者の看護のためにその場を離れました==。入浴時間は 30 分を目安にしていましたが，およそ 40 分が経過した 14：40，看護師が A さんの病室に行ってみると，ベッドには誰もいません。「まだ入浴しているのかな」と思って小浴室に戻りドアをノックしたものの応答はなし。不審に思って浴室をのぞき込むと，浴槽内に長座位でもたれかかっているような姿勢で，意識を消失している A さんを発見しました。

　直ちに応援を要請して A さんを ICU へ搬送したときには心肺停止の状態で，頭と顔を除く身体の 90％に熱傷が見られました。救急蘇生により心拍は再開しましたが，血液検査，心電図検査，心臓超音波検査から，急性心筋梗塞を発症したことが分かりました。その後も懸命な集中治療を続けたものの循環不全が急速に進行し，事故から 14 時間後の 11 月 7 日 4：46 に死亡されました。事故後の頭部 CT ス

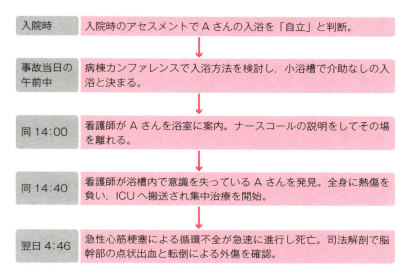

図 8-1 事例の経過

キャンでは明らかな頭蓋内の異常はありませんでしたが，司法解剖で脳を観察したところ脳幹部に点状の出血が見られました。また右後頭部および右上背部に損傷（筋肉内出血）があり，転倒による外傷も加わっていたようです（図 8-1）。

その後の展開

●院内調査委員会による事後検証

「まさか A さんが浴室で倒れるとは……」というのが病棟看護師全員の正直な気持ちでした。79 歳という高齢でしたが，受け答えはしっかりしていたし，判断力にも問題はなかったので，入浴介助や見守りはしませんでした。しかも，事故後の検査データは心筋梗塞の所見でしたから，「きっと入浴中に心臓発作を起こして意識不明になったのだろう」と誰もが考えました。

院内調査委員会の事後検証では，洗い場の混合水栓は閉まっており，シャワーも高い位置に留められていました。そしてAさんが倒れていた浴槽の給湯栓からは55〜56度の熱湯が出続けていた状態で，給水栓は開いておらず，浴槽には20〜30 cmの熱湯がたまっていたということです。浴槽底の排水口は開いていて，本来お湯はたまらないはずなのですが，不運にも倒れたAさんの身体が排水口を塞いだために，熱湯がたまり全身熱傷を負ってしまったのです。

　浴槽の給湯栓を開けた直後に心筋梗塞を発症して意識を失い，熱湯を水で薄めることができないままその場に倒れて全身熱傷を負ったのだろう，これは医療ミスではなく不可抗力であった，というのが院内調査委員会の結論でした。

●遺族は病院側の説明に反発

　全身の大やけどはAさん自身の疾患（心筋梗塞）の延長線上にあり，病院側に責任はないという説明を聞いた遺族は不快感をあらわにします。「そもそも2年前から送迎用マイクロバスのステップに上がることもできなくなり，入院の半年前には自宅でも浴槽に入ることができず，洗い場で蛇口から湯を出して身体を洗うだけであった。==看護師は普段の状況すら確認しなかったのか==」と不満を述べました。

　「なぜ浴槽にお湯をためてから入浴させなかったのか」「初めての入浴なら看護師がそばに付くべきではないか」「高齢で機械器具の操作が苦手な上に，自宅とは勝手の違う浴室で55〜56度という熱湯が出る危険な状況で，何かあったらナースコールをすることや浴室の鍵を掛けないことを注意したのみでは，==明らかな説明不足だろう==」と，双方の主張は真向から対立します。

　そして心筋梗塞が死亡原因であるという病院の見解に対しても，遺族は司法解剖の所見（脳幹部の点状出血）を基に反論します。つまり，給湯栓を開いたらいきなり熱湯が出てきて驚愕し，そのまま転倒して頭部を受傷して意識をなくし，大やけどを負ったのであり，それが原因で心筋梗塞を発症したのだから，病院側に重大な責任があると言っ

て譲りませんでした。その後も病院側，遺族側の溝は深まるばかりで，ついに 2857 万円の賠償金を求める裁判へと発展しました。

● **裁判所の目的は「被害者救済」**

　実際の事故の状況は誰も目撃していないので，あくまでも推測の域を出ませんが，裁判官は以下のようなストーリーを描きます。

　「A さんは小浴室の洗い場の混合水栓を使用しようとしたが，自宅の風呂とは形状が異なり戸惑った。一方，浴槽には自宅の風呂と同様に給湯栓と給水栓が並んで付いていたため，その給湯栓を使ってお湯を出し，洗い場の椅子に座って身体を洗おうと考えた。そこで，浴槽脇に立ったままか中腰のままで，浴槽の給湯栓に手を伸ばして給湯栓を開こうとした。ところが予期せず急に熱湯が出てきたため驚いたか，何らかのはずみで足を滑らせたかして洗い場から浴槽内に転倒。頭を強く打ち，失神して意識を喪失し，そのまま 55〜56 度の湯が出続けた結果，熱傷を負ったのだろう」という仮説です。

　そして，先に心筋梗塞を起こしたのか，それとも頭部外傷による意識喪失かについては，裁判資料を通じて確定することはできないとしながらも，「担当看護師が，入浴する前に給湯栓を開くと熱い湯が出ることについて説明していれば，膝に疾患を抱えた患者が，簡単に脱出することができない浴槽内の給湯栓を開くことはないはずだから，そもそも熱傷を負うことはなかった。さらに担当看護師がもう 10 分早く患者を発見していれば，熱傷の程度はより軽かったはずだから，意識喪失の原因が転倒による頭部打撲であれ急性心筋梗塞であれ，病院側の過失によって熱傷を負い死亡したと認められる」と，遺族の主張をほぼ認め，被害者救済の意味で病院側に 1925 万円の支払いを命じました。

再発防止のための事例検討

> **ここで事例のポイントを整理！**
> ① 入浴は自立していると考えて，本人と家族にそれ以上の聞き取りをしていない
> ② プライバシーを尊重し介助や見守りを申し出ないで，入浴前の説明を「何かあったらナースコール」で済ませてしまった
> ③ 入浴開始から40分経過するまで様子を確認していない

●明確でなかった入浴への対応

　当時のB市立病院では入浴の可否，浴室（介助浴室，小浴室）の選択，介助の有無などの**看護基準あるいはマニュアルはなく**，病棟看護師のカンファレンスでその都度決定していました。

　また，認知症がなく日常生活が自立している患者に対しては，プライバシー保護の観点からも入浴中に監視はしないことが通常でした。浴槽に入るかシャワーのみで済ませるかは患者の選択に委ねて，あらかじめ患者の意向を聴取したり浴槽に湯をためておいたりすることはなかったということです。さらに，**浴室の使用方法を説明する看護師としない看護師とが混在**していました。

　しかし裁判では，病院側が主張した入浴時のプライバシー保護よりも，入浴中の生命身体に対する危険防止の方がはるかに優先されるべきであるとされました。常時付き添わなくても浴室の外から声掛けするなどの方法により入浴状況を確認できるので，40分も放置したのは怠慢と判断されたのです。

　入浴前の説明についても，給湯設備の使用方法を聞くためだけに看護師を呼ぶのは躊躇することもあるから，ナースコールの説明をしたからといって浴室設備の使い方の説明をしなくともよいはずはないとされました。つまり，「何かあったらナースコール」という漠然とした説明では，危険防止に不十分であるということです。

●高齢者の入浴事故

　そもそも高齢者の入浴事故は，病院の内外を問わず数多く発生していて，溺水，転倒による外傷，そして熱傷などが起こり得ます。特に寒い冬場になると血圧の変動が起こりやすく，脳卒中や心臓病が誘発されるなど，入浴に関連した容態急変のリスクが高まります。

　事故現場が自宅の浴室内であれば問題にはなりませんが，もし自宅外の病院，診療所，老人保健施設などが現場では状況は一変します。つまり，**患者を預かる施設には「安全配慮義務」が課せられ，入浴中に事故が起こらないようにする管理責任が問われてしまう**のです。

再発防止のためにできること

① 入浴の自立度のアセスメントは慎重に行う
② プライバシー保護を理由に説明や看護ケアを割愛しない
③ 決められた手順は必ず実施する

●どの患者にも事故は起こり得る

　患者の認知機能に問題がなくても，Aさんのように想定外の事態へ発展する事例はあります。したがって，初めから，どのような患者にも事故は起こり得るという前提でルールを整備することが賢明です。

　その上で，個々の患者のアセスメント内容を基に，入浴方法，入浴時間，介助や監視の有無などを検討し，病棟で共有します。このとき，上記の3つのポイントを意識しましょう。

　Aさんの場合は，79歳という高齢かつ変形性膝関節症で歩行に不自由はありましたが，理解力や判断力に問題はなく，本人への聞き取り内容から「通常の入浴」ができると**期待**してしまいました。しかし，高齢者の入浴事故のリスクを考えれば，本人の言葉だけでなく，家族からも普段の生活状況を聴取し自立度をアセスメントした方がよいでしょう。

また，プライバシー保護という考えもあって1人での入浴となり，それが結果的に不幸な事故につながってしまいました。しかし，プライバシーへの配慮は安全配慮義務違反の理由にはなりません。介助や見守りの必要性については患者本人の意思を確認し，その内容を看護記録に残しておくことも重要です。

　入浴設備の説明については，入院時と最初の入浴時に詳細な説明をすることが事故防止につながります。そして，何よりこのような事故を防止するためには，入浴に関する看護基準やマニュアルなどのルールづくりが必要です。ルールを整備することは，病院全体として安全対策に取り組んでいるという姿勢を示すことにつながります。

　この事例では，設備の説明はルールとして決まっておらず，説明するかどうかの判断が職員に任されていることが問題といえます。また，入浴の基準については「入浴時間の目安は30分」などと決めたのであれば，それをマニュアルに明記して周知徹底してください。

●ハード面の配慮―フールプルーフ

　それともう1つ付け加えると，熱傷を負うほどの熱湯が出る状況は，あらかじめ回避しておくべきでしょう。水温調節のハンドルを回すタイプに付け替える，あるいは給湯温度の上限を低めに設定し，かつ自由に操作できないようにするなど，利用者が誤った操作をしても危険にさらされることがないよう，設計の段階で安全対策を施しておくフールプルーフの考え方を導入することによって解決できる問題もあります。皆さんの施設でも給湯栓を例として，こうした仕組みかどうか，また新たに導入できるかどうかを確認してみてください。

引用文献
1) 東京都健康長寿医療センター研究所ウェブサイト：高齢者の入浴事故はどうして起こるのか？―特徴と対策. http://www.tmghig.jp/J_TMIG/topics/topics_184.html(last accessed 2016/8/18)
2) 裁判所ウェブサイト：千葉地方裁判所平成23年10月14日判決. http://www.courts.go.jp/app/files/hanrei_jp/895/081895_hanrei.pdf(last accessed 2016/8/18)

Case 9 おにぎり誤嚥事故

看護記録への追記は要注意

　日本人の死亡原因は，第1位が「がん」で第2位が「心臓病」，そして第3位が「脳卒中」という状況がこれまで約30年間続いてきました。ところが高齢社会の到来とともに「肺炎」が徐々に増加し，2011年には脳卒中を抜いて第3位に浮上，全死亡者に占める割合は1割ほどになります。そして高齢になるほど肺炎による死亡者数は増加し，その多くに誤嚥が影響していると考えられています。

　高齢患者を受け入れる施設では，誤嚥はいつも頭を悩ませる重要な課題でしょう。加齢に伴う生理的な変化で嚥下機能が低下したり，脳卒中などの疾患そのものが原因となったりして飲み込みが悪くなり，食べ物や唾液でむせる患者のケアに医療現場ではいつも苦労していると思います。

　Case 9では誤嚥性肺炎を繰り返していた高齢者が好物のおにぎりを誤嚥し，そのときの看護が不適切と判断された裁判例(2007年6月26日福岡地方裁判所)[1]の舞台裏を探ることにします。

事例：誤嚥性肺炎を繰り返した80歳男性

事例を読みながら考える3つの問い

① 誤嚥リスクがあり，食欲が低下している高齢患者が普通食を希望した場合はどうしますか？
② 義歯装着の指示がある患者が義歯を拒否した場合はどうしますか？
③ 事故があったときの状況説明において最も大切なことは何でしょうか？

　Aさんは80歳の男性です。もともと高血圧症，高尿酸血症，前立腺肥大症などで通院中でしたが，徐々に認知症が進行してきたので，3年前から老人保健施設に入所となり介護を受けていました。家族によるとAさんは若いときからよく咳き込んでいて，最近は喀痰が増えてきたこともあり，誤嚥性肺炎が心配される状況でした。

　間もなく80歳を迎えようとした頃からあまり食事が進まないようになり，咳き込んでむせる頻度が増えます。そして10月30日，38度を超える発熱とともにぐったりとしてきたため，県立B病院へ入院となりました。このとき老人保健施設からの申し送りには，「主食は全粥，副食はキザミ食であり，自力摂取可能です。食思あまりなく，ほとんど半量以下程度しか摂食されません。また**むせが多いため，誤嚥の危険性あり，見守りが必要**です」とありました。

　県立B病院の診断は誤嚥性肺炎，尿路感染症であり，抗菌薬の投与で間もなく容態は安定しました。なお入院後の嚥下機能検査では，「舌，唇，口腔内の感覚に問題なし，スプーン1杯の水飲みテストではむせなく，喉頭の動きは良好だが，飲んだ後しばらくしてむせあり。食事摂取テストではカボチャはむせなく，お粥はむせが多い。むせは食事中より食後に多く，咀嚼は良好」と報告されました。そこでミキサー食やキザミ食にせず，お粥で対応し，必ずゼリーをつける（粉末

状のゼリーを加えとろみをつける）ように指示されました。しかし，実際にはお粥でもむせることがありました。

● 誤嚥防止の食事内容

　県立B病院ではAさんの食欲低下と誤嚥が大きな問題となり，医療スタッフはさまざまな試行錯誤を繰り返していました。昼食は毎日来院する次男が介助し，朝食と夕食は看護師が介助する方針で，当初は七分粥・とろみ食，その後は五分粥をミキサーにかけとろみ食を混ぜたものに変更しますが，2，3口食べるのがやっとでした。その一方で，次男が持参したパン，饅頭，チョコレート，果物，ゼリーなどはむせることなく，自力で摂取することができました。

　12月14日には食欲不振で栄養状態が悪いことを心配した看護師長が，「何が食べたいの？」とAさんに尋ねたところ，パンを希望。クロワッサンやクリームパンを食べることもありましたが，食欲は低下したままで，夕食はいらないと言って拒否したり，食事の代わりにチョコレートやゼリーを食べるという状況が続きました。

　やがて内服薬も飲み込みにくくなり，お茶を飲んでもむせるようになったので，12月25日，看護師長が再度食べたいものを尋ねたところ，好物のおにぎりが食べたいとのこと。看護サイドでは「おにぎりの咀嚼は大丈夫だろうか」という声もありましたが，ほとんど食べ物を口にしないAさんはこのままだと栄養失調になる恐れがあるため，一辺の長さが5cm程度の三角形のおにぎり（塩味のみで具も海苔もなし）を用意しました。それでもかろうじて1，2口食べる程度でした。

　そして食事のときには誤嚥防止のために義歯を装着していましたが，義歯がうまく合わずに痛がることが多かったので，年明けの1月9日に歯科を受診。保存不可能な歯牙を抜歯した上で義歯を再作製することになりました。看護記録には「左上歯銀歯ぐらつきあり。**食事摂取時は必ず義歯装着のこと。誤嚥危険大**」と記入しました。その後も食事のたびに義歯を装着するように促しますが，本人からは「もう

入院治療の経過	喀痰が増え，38度を超える発熱があったため県立B病院へ入院，誤嚥性肺炎と尿路感染症と診断される。抗菌薬の投与により容態は安定。食欲低下と誤嚥が深刻化し，食事の代わりにチョコレートやゼリーを食べるという状況に。
事故の3日前	誤嚥防止のため義歯を装着していたが，痛がることが多いため歯科を受診。義歯を再作製するも，Aさんは拒否。
事故当日	夕食時，看護師が義歯の装着を促すが拒否。おにぎりを手渡し，1口食べて誤嚥がないことを確認し，別室へと移動。しばらくしてから，おにぎりを詰まらせて窒息状態のAさんを発見。約30分後に心拍が再開するも，寝たきりの状態に。
その後	事故から9カ月後，意識は回復しないまま呼吸不全で死亡。

図9-1　**事例の経過**

よかです。歯はいらん」と拒否されます。

　問題のおにぎり誤嚥事故が起きたのは1月12日の夕食時でした。担当看護師は夕食の準備をして義歯を勧めますが，**「入れ歯は痛いのでいやだ」と言って拒否。仕方なく義歯は装着しないまま**おにぎりをAさんに渡し，1口食べてむせや誤嚥がないことを確認した後，担当看護師は他の患者のケアをするためにAさんの個室を後にしました。

　しばらくしてから個室に戻ると，Aさんはおにぎりをのどに詰まらせて顔色が真っ青な状態。直ちにフリーの看護師に声を掛け当直医に連絡したときにはすでに心肺停止状態でした。約30分後に心拍は再開しましたが，窒息による脳へのダメージは大きく，やがて寝たきりの植物状態となってしまいました（図9-1）。

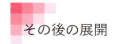
その後の展開

●裁判での3つの争点

　Aさんの次男は忙しい中でも時間をやりくりして，毎日欠かさず昼食介助のための病院通いを続けていました。食欲がなくてやせ細っていく父親のことを思い，パンや饅頭にチョコレート，果物，ゼリーなど，食べられそうなものであれば何でも用意していました。食事介助のさなかに咳き込むときもありますが，その都度背中を叩くなどして誤嚥を防いでいました。

　ところが1月12日の夜，容態急変の連絡を受けて病院に急行すると，昏睡状態で変わり果てた姿の父親と面会することになります。看護師の説明では，おにぎりをのどに詰まらせて窒息したとのこと。思わず，「なぜそばに付いていてくれなかったんだ！　むせて咳き込むのは分かっていただろう」と怒鳴り声を上げます。

　その後もAさんの意識は回復しないまま，約9カ月後の10月10日に呼吸不全で死亡されました。Aさんの家族は事故直後から厳しい態度を取り続け，病院側の説明に耳を貸そうとしません。交渉はもつれたまま，約4050万円の賠償金を求める裁判へと発展しました。

　裁判では以下の3つが争点でした。

- おにぎりを食べさせたのは適切か。
- 義歯を装着させなかったのは過失か。
- 食事介助の見守りは適切だったか。

●次々と変わる発言内容

　誤嚥事故が発生した当時（1月12日準夜帯）の病棟は，合計3名の看護師が比較的症状の軽い患者16名のグループと，重症の患者およびAさんを含む個室の患者7名のグループに分け，フリーの看護師1名が状況に応じて各グループを支援するという体制でした。看護記

録に残された誤嚥当時の状況は，記録上は5分ごとの観察でした。ところが，裁判の過程で次々と問題が発覚します。

まず，実際には事故のとき義歯を装着していなかったのに，事故直後に家族に対して「義歯を装着していたのにおにぎりを誤嚥した」とうその説明をしていたことが判明しました。さらに18：25に退室した後の行動として，他の患者に与薬と利尿剤の注射をし，数名の患者の食事の準備をしたという最初の証言に関しても，「利尿剤は勘違い」「食事の準備をしたのは何名か覚えていない」と場当たり的な返答を繰り返します。

次々と発言内容を変える担当看護師を見て裁判官は，「今回の誤嚥事故にとって重要な自己の行動内容や順序，看護記録の記載について，供述を繰り返し変遷させてあいまいな内容に終始しているが，供述変遷の理由につき何ら合理的な理由は説明していない。**全体として信用性が乏しいと言わざるを得ない**」と判断しました。

●看護記録の記載の矛盾

そして看護記録の矛盾も厳しく追及されます。もともと「18：05」に夕食を提供したことが記載されていましたが，後の操作で「05」が二重線で消されて「25」に変更されていました。さらに，事故当日以外の看護記録は1行の中に1つの記事が整然と記載されているのに，事故当日だけは，1行に2つの記事が記載されていました。具体的には，「18：35　ごはんを詰まらせているので，ギャッチアップを下げる」との記載があるすぐ上の狭い行間に「18：30　『おいしい』と言って食べている」と追記されていたのでした。

以上を踏まえた裁判官の事実認定は，訂正前の看護記録に基づき18：05に訪室しておにぎりを提供し，18：35に窒息状態を発見したと見るのが自然であり，「30分間も患者を観察しないで放置して誤嚥・窒息させた」という結論でした。

そして当時Aさんが受け取っていた年間283万円の年金が「看護師の不手際」によって平均余命までの約8年分受け取れなくなって

しまったのだから，その分と慰謝料を合わせた2883万円を病院と看護師が連帯して支払うよう命じる判決でした。

再発防止のための事例検討

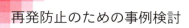

ここで事例のポイントを整理！

① 食欲低下と低栄養が心配だったため，おにぎりを食べたいという希望に応じて提供した
② 看護記録には食事摂取時に必ず義歯を装着するよう記載があったが，拒否され装着しないことがあった
③ 家族への説明や証言の内容が二転三転したり，看護記録への追記が判明した

認知症のある80歳の高齢患者ですが，食が極端に細くなり，チョコレートやゼリーを少し口にするだけで，食べてもむせて咳き込むことが多く，栄養状態も悪化し，誤嚥性肺炎で入退院を繰り返す……。経験豊富な医療スタッフなら，このような患者の予後は厳しいと予測することが可能でしょう。病院側は経鼻栄養や胃ろうの説明もしましたが，家族は経口摂取にこだわったようです。

病院側は「5分おきにAさんを観察していたので誤嚥事故は不可抗力」と主張しました。しかし**看護記録に不審な点があることや，看護師の証言があいまいで信用できなかったため**，「仮に5分間隔の観察が本当だとしても，誤嚥する危険性が高い患者だからこそ，5分おきの見守りでは足りずもっと頻回な見回りをすべきであったし，いくら準夜帯で看護師の人数が少なく，夕食の世話をすべき患者が多かったとしても，当時は3名の看護師のうち1名がフリーの立場で応援可能のはずだから，看護体制を理由に担当看護師の過失を否定することはできない」と裁判所は断言しました。

誤嚥防止対策として5分おきの観察をしていたという病院側の主

張をあっさりと却下したばかりか，5分よりもっと頻回に見回りをしなかったのは「看護ミス」であり，誤嚥が心配な患者の食事介助には常時付き添うのが当たり前，とまで判断されました。

再発防止のためにできること

① 誤嚥リスクの高い食事を提供する際は通常以上の見守りをする
② 患者やその家族と共に誤嚥などの合併症対策を話し合う
③ 医療機関での誤嚥は医療ミスといわれかねない現状を認識し，看護記録の不用意な追記・訂正は慎み，首尾一貫した主張を心掛ける

●記録の重要性

まず最も重要なことですが，看護記録などの診療録に不用意な追記をすることは，絶対に慎むべきです。**誤解を招くような操作を記録に残すと，紛争の場面では圧倒的に不利な立場になる**ことは肝に銘じてください。また，今回は問われていませんが，刑法による文書偽造や証拠隠滅の罪に問われることもあります[2]。

裁判では事実認定をめぐって，原告と被告が診療録などの証拠を基に双方の主張を繰り広げます。この場合，必ずしも神様の目から見た真実が認定されるわけではなく，極論すると裁判官が認めさえすればうそでも真実となる危うさを含んでいます[3]。それだからこそ，カルテの改ざんが疑われたり記録に不備があったりすれば，裁判官の判断に大きく影響し，ましてや証言内容がコロコロ変わったりすれば，重大な事実を隠していると疑われても仕方ありません。

●患者の希望と看護事故

嚥下機能の低下や食欲不振，そして誤嚥は，高齢になればいつかは向き合わざるを得ない病態でしょう。経鼻栄養や胃ろうにすれば誤嚥

の心配は少なくなるものの，肺炎の発症をゼロにすることは難しく，そのたびに抗菌薬が投与され，点滴による水分補給を追加し，本人も食べる気力を失いながらも生かされ続けていく。まるでこれまで長い距離を旅してきた飛行機が，もうそろそろ穏やかに着陸しようとしているさなかに，一生懸命燃料をつぎ込んで着陸させないようにするのと同じではないか，という意見もあります[4]。

その一方で，「何もしないなんてかわいそう」「餓死させられない」「1日でも長く生きていてほしい」というジレンマもあり，最近注目されている「平穏死」や「自然死」という考え方もまだまだ一般的とはいえないと思います。

しかし，ご自宅で誤嚥により死亡した場合は大往生と考えられても，医療施設で誤嚥すると医療事故といわれてしまう状況は，誰も望んでいません。高齢者を担当する場合には，機械的に栄養を補給するよりも食の喜びを感じることを優先し，そして患者本人がどれくらい受け付けられるかを考慮しつつ，家族とともに最適な対応を模索していきたいものです。

引用文献

1) 県立病院で入院患者がおにぎりを誤嚥して窒息．その後約9ヶ月後に死亡．県と看護師に損害賠償責任を認める判決．判例時報 1988：56-66, 2008．
2) 茂野香おる：看護記録．茂野香おる(著者代表)ほか：系統看護学講座専門分野Ⅰ基礎看護学［2］ 基礎看護技術Ⅰ．p259, 医学書院, 2015．
3) 神田知江美：時間を意識する―検査との時間．medicina 51：389, 2014．
4) 宮本顕二，宮本礼子：今こそ考えよう 高齢者の終末期医療．ヨミドクター, 2012．http://www.yomidr.yomiuri.co.jp/page.jsp?id=59788(last accessed 2016/8/18)

コラム4

医療事故と賠償金

　看護師や医師に過失（ミス）のある医療事故では，刑事責任，行政責任，民事責任という3つの法的責任が問われます。重大な過失があると裁判官が判断すれば，執行猶予付きの有罪判決（刑事責任）や免許停止処分（行政責任）が検討され，たとえ起訴猶予となっても最終的には賠償金の支払い（民事責任）が必要となります。

　本書で取り上げたように100万円程度の和解金で解決することもあれば，裁判所から1億円もの支払い命令が下るケースもあります。この金額は交通事故でけがをしたときの基準と同様で，その内訳には精神的な苦痛を与えたことに対する「慰謝料」，事故に関連して必要となった治療や介護費用，付添費などの「積極損害」，さらには事故が原因で仕事ができないことへの休業損害に，将来得られたはずの賃金（逸失利益）を加えた「消極損害」が含まれます。そして障害の程度に応じて残された労働能力を算定し（例えば寝たきり状態となれば労働能力ゼロ），一般的に仕事ができるとされる年齢（通常は67歳）まで収入があると仮定して賠償額が決まります。

　それでは高齢者の場合はどうなるのでしょうか。Case 9で取り上げた裁判では，おにぎりを誤嚥して死亡した80歳の男性に2883万円もの賠償金支払い命令が下りました。もし交通事故の賠償基準に当てはめると，80歳という高齢では一般的に仕事ができるとされる67歳を大きく上回っていますし，昨今の社会情勢では80歳の男性が就職するというのも一部の例を除いて困難でしょうから，そもそも逸失利益という考え方にはなじまないと思います。

　ところが医療事故の裁判で問題になるのが，これまで支給されていた「年金」なのです。入退院を繰り返していた高齢者の年金ですから，おそらく家族が管理していたのでしょう。もし現役時代の役職が高ければ相当な年金が支給されていたでしょうから，医療事故によってその年金がなくなると家族にとっても相当な損失なので，事情はどうあれ紛争化するリスクがかなり高くなります。Case 9では医療事故がなければ平均余命までの8年間は年金を受け取ることができたはずだと裁判官は判断しました（誤嚥性肺炎を繰り返して長期生存が期待できない状況は度外視されています）。このように高齢者の医療事故では年金問題が大きく影響することを考慮する必要があります。

第3章

基本的行為と看護事故

看護教育や大学で繰り返し教わった医療安全ですが，医療現場ではあれもこれもとやることが一杯ありすぎて「つい……」。ここでは基本的な手順を踏まなかったことで思わぬ展開を見た看護事故の事例を共有します。

Case 10　褥瘡と患者家族の心象

誠実な対応を心掛けることの重要性

　今から約30年前，1985年の新聞に，「床ずれは看護怠慢」というセンセーショナルな見出しが掲載されました[1]。ある市立病院に高血圧性脳出血で入院していた患者が「不公平な扱い」を受けて死亡したのは医療ミスということで裁判となり，その争点の1つが「ひどい床ずれ（褥瘡）を生じたこと」だったからです。

　第1審の地方裁判所では「褥瘡発生を予防することは不可能ではなく適切な看護により防止が可能であったことは十分推察できる」ものの，「患者の病状，栄養状態，年齢を勘案すると褥瘡発生の要因はかなり多く，悪条件を備えていたことがうかがわれるので，褥瘡予防のために必要な看護レベルは相当高度なものであると推測できる」という判断で，市立病院側が勝訴しました。もちろん，できる限り褥瘡ができないような病棟管理が望ましいとはいえますが，理由を問わず「褥瘡＝医療ミス」といわれてしまうのは大問題なので，病院側は第1審の判決に胸をなで下ろしたことと思います。

　ところが原告は納得できずに控訴します。そして高等裁判所の証人として出廷した看護師が，看護記録に残された数々の病態（左右の耳漏，口内炎，虫歯，肺炎，気管支炎，腎盂炎，膀胱炎，腸骨および仙骨部の褥瘡など）を「常識では考えられないほどの合併症で，すべて低いレベルの看護の結果と考える」と証言し[2]，「褥瘡は看護の恥です」とまで言い切ったことが決め手となって和解勧告が出されました（最終的には病院側の医療ミスということで100万円の和解金にて解決）。

　裁判資料を見る限り，確かにさまざまな合併症が見られていた患者で

すが，そもそも高血圧性脳出血のために意思の疎通ができませんでした。鼻腔からの経管栄養，排泄はおむつ管理，多量の喀痰を頻繁にカテーテルで吸引し，しかも度々けいれん発作を繰り返していました。高血圧性脳出血の発症から約5年間にわたって継続入院し，最終的には肺炎などの感染症によって死亡しました。つまり，看護のレベルはともかく相当重症な病態であり，必ずしも褥瘡が直接の原因で命を落としたというわけではないと考えられます。

とはいえ，この裁判によって「褥瘡は看護の恥」というフレーズが一人歩きします。入院患者の褥瘡は，もともとの疾患とは無関係に看護師の不適切な対応によって発生する医原性の病態であるから，褥瘡ができれば看護師の責任，という方向に世論がシフトしてしまいました。

一般病院の実態は？

当時のわたしは大学病院の病棟に勤務する駆け出しの研修医でした。この褥瘡裁判の反響は驚くほど大きく，病棟の看護師たちは日勤帯はもちろんのこと，準夜帯，そして人手の少ない深夜帯であっても2時間ごとの体位変換をきちんとこなしていました。「スタッフ全員が頑張っているのでうちの病棟は褥瘡ゼロです！」と報告していた看護師長のことを今でもはっきりと覚えています。

ところが，大学病院を離れて勤務した一般病院では状況が一変します。意識障害の患者が数多く入院する病棟の担当であったこともあり，褥瘡は日常茶飯事といっても過言ではありませんでした。病棟回診時の褥瘡処置では，緑膿菌で鮮やかな緑色に変色した悪臭漂うガーゼを交換したり，メスでポケットを切開して排膿後に壊死組織を取り除いたり，さまざまな軟膏や貼付剤を試したりして褥瘡の治療に取り組んでいました。天気のよい日には患者のベッドを窓際に移動し，日光浴させてできるだけ褥瘡を乾燥させるように処置していたのは，湿潤環境で褥瘡を治すという昨今の標準的な考え方から見るとあり得ないような光景ではありますが，日々の病棟回診で褥瘡管理と無縁になることはありませんでした。

でもどうして大学病院と一般病院とで褥瘡の発生にこれほどまでの差が出てしまったのでしょう？　褥瘡をつくってしまう病院の看護は本当に「恥」なのでしょうか。一般病院で日夜患者のケアに当たっている看護師たちを見ると，わたしはどうしてもそうした考えに同意できません。なぜなら褥瘡の発生には，寝たきりとなった疾患との関連はもちろん，複数の要因がかかわっていて，必ずしも看護のみが原因とは言い切れないからです。

　ところが，この「褥瘡は看護の恥」という考え方は現在に至るまでさまざまな影響を及ぼし続けています。Case 10 で紹介するのは **2 時間ごとの体位変換が医療機関における「義務」であると判断された裁判例**（1997 年 4 月 28 日東京地方裁判所）[3]です。

事例：小脳出血を発症した 59 歳男性

事例を読みながら考える 3 つの問い

① 褥瘡発生リスクの高い患者のアセスメントはどのようにしていますか？
② 褥瘡が生じたとき，なかなか改善しないときの家族への説明はどのようにしていますか？
③ 実施した看護ケアや説明はきちんと記録していますか？

　A さんは 59 歳の男性で，糖尿病で通院中です。1 月 5 日に突然の意識障害を発症し，B 総合病院に救急搬送されて小脳出血と診断され，開頭血腫除去手術が行われました。手術後もなかなか意識レベルは改善せず，やがて中枢性失語症，両側不全麻痺，四肢拘縮により寝返りも打てない状況となり，食事は鼻腔からの経管栄養となりました。

　発症から約 3 カ月後の 4 月 18 日，リハビリテーションの目的で C 病院(32 床)へ転院となりました。B 総合病院からの看護サマリーに

は，「糖尿病のため仙骨部に褥瘡ができやすい患者です。褥瘡予防，気道閉鎖予防にて2時間ごとの体位交換を励行しておりました」と記載されていました。B総合病院に入院中の約3カ月間，Aさんに褥瘡は見られませんでした。

C病院へ転院してからは主に全身管理を中心とした治療が行われ，**原則として3時間ごとの体位変換**を行っていたということです。しかし，C病院へ転院して1週間後の4月26日，仙骨部にステージⅠ（骨突出部位に限局する消退しない発赤を伴う損傷のない皮膚）の褥瘡が発見されます。C病院はイソジン®ゲル（ポビドンヨード）とデブリサン®（デキストラノマー）による褥瘡処置を開始しました。転院2カ月後の6月15日には，家族からの要望もありエアマットを使用し始めたものの，間もなくステージⅡ（真皮が部分欠損した浅い潰瘍）の褥瘡へと悪化しました。

転院から7カ月後の11月26日には，褥瘡のポケットが深くなり悪臭を伴う浸出液が多量に排出され，ステージⅢの褥瘡（皮膚全層の組織欠損）となります。さらに転院時には見られなかった腎機能障害も出現し，12月3日の血液検査ではBUN 77 mg/dL，Cre 3.6 mg/dLとなり，主治医からは「人工透析が必要になるかもしれない」という説明が行われました。

やがて意識レベルが低下するとともに喀痰の増加など全身状態も悪化，12月26日には呼吸管理のため気管切開が施行されます。こうした後手後手の対応に不満を募らせた家族は最初に入院したB総合病院に戻りたいと主張し，12月28日に転院となりました。しかしその後も腎機能は急速に悪化して腎不全となり，12月30日に死亡されました（図10-1）。

入院までの経過	突然の意識障害のため救急搬送，小脳出血と診断されB総合病院に緊急入院。開頭血腫除去手術が行われる。術後も意識レベルは改善されず，後遺症が強く残ったため2時間ごとの体位変換と鼻腔からの経管栄養を実施。約3カ月後，リハビリテーション目的でC病院へ転院。
転院後	3時間ごとの体位変換を実施するも，転院から1週間で仙骨部に褥瘡が発生。転院2ヵ月後にはエアマットを使用するも徐々に悪化。
転院から7カ月後	褥瘡がさらに悪化。同時期に腎機能障害が出現，時間の経過とともに重篤化。
翌月	全身状態が悪化，呼吸管理のため気管切開を施行。不満を募らせた家族の希望によりB総合病院に転院するも，2日後に腎機能の急速な悪化により死亡。

図10-1　事例の経過

その後の展開

●病院への不満から裁判へ

　Aさんにはもともと糖尿病という持病があったので，褥瘡ができれば悪化しやすく，糖尿病性腎症による急速な腎機能の悪化も十分に予測される状況でした。しかしB総合病院入院中に褥瘡はできなかったのに，C病院に転院したわずか1週間後に褥瘡ができてしまったことが家族の不満の始まりでした。

　裁判資料によると，面会するたびに褥瘡が悪くなっていくのを見かねた家族が看護師に説明を求めたところ，「褥瘡なんか痛くないよ，治るよ，治るよ」と言われたそうです。それでも何とかしてほしいと依頼すると，ようやくエアマットが手配されました。そのときも「褥瘡のことについてうるさいのはあんただけだ」とまるで突き放すかの

ような会話があったと主張しました．C病院は裁判で「そんなひどいことは絶対に言ってない」と反論したものの，当時のやりとりが記録として残されているわけではなく，結局「言った」「言わない」の不毛なやりとりが続き，C病院への不信感が増大して2800万円の損害賠償を求める裁判へ発展します．

●看護体制の限界を主張したが……

　裁判でC病院は，「基準看護Ⅰ類（患者4人に対し看護師1名という当時の看護体制）という限られた体制では，事実上3時間ごとの体位変換が限度である．褥瘡は身体の臓器病変と完全に関連しており，単に褥瘡の治療を行えばよいと考えるのは早計である．死亡原因は小脳出血に引き続き併発した腎不全であり，褥瘡の悪化はその結果に過ぎず不可抗力である」と反論しました．

　確かに急性期の入院治療が行われたB総合病院と比較して，ベッド数32床のC病院では十分な看護師確保が難しいことは事実です．また，「褥瘡は看護の恥」という裁判から7年が経過した当時の状況で2時間ごとの体位変換が理想であることは認識しつつも，中小病院が十分なスタッフをそろえて常に理想的な看護を提供するのは難しく，何とか頑張って3時間程度の間隔で体位変換をしていたと思います．

　しかし，これに対し裁判所は，「褥瘡を予防するために少なくとも2時間おきの体位変換が必要であったのに，看護体制から事実上3時間ごとの体位変換が限度であることをもって褥瘡の予防と治療に関する診療上の義務が免除ないし軽減される筋合いのものではない．そもそも2時間ごとの体位変換を実施できないのであれば，それを実施できる医療機関に転院させるべきである．褥瘡は腎機能を悪化させる要因として少なからざる影響を及ぼした」と判断し，賠償金842万円を支払うよう命じました．

再発防止のための事例検討

> **ここで事例のポイントを整理！**
> ① 糖尿病のため褥瘡発症リスクの高い患者だった
> ② 前医ではなかった褥瘡が発生し，家族は不満に思っていたが，十分な説明がなされなかった
> ③ 記録がずさんであったことから，看護がずさんだったという心証を与えた

　さまざまな病気が原因で臥床を余儀なくされた患者に発生し得る「褥瘡」。もちろん，褥瘡ができないように配慮の行き届いた入院管理が望ましいのは誰もが認めることでしょう。それでもこの裁判のように，「寝たきりの患者には2時間ごとの体位変換が常識であり，限られた勤務態勢を理由に褥瘡ができてもやむ得ないとは何ごとか！　褥瘡をつくる看護しか提供できないのなら，褥瘡をつくらない病院へ転院させなさい」というような考え方が常識とされると，医療現場では混乱が生じてしまうと思います。

　小脳出血による遷延性意識障害で寝たきり，日常生活は全面介護，意思の疎通もままならない患者は急性期から3カ月を過ぎると，診療報酬制度との関連でマンパワーの十分な病院への長期入院は難しく，療養型の施設などへ転院を余儀なくされます。しかし判決文では最初のB総合病院を退院した際，「病院の体制上，ある程度回復した患者をこれ以上入院させておくことが難しい」ことは理解しつつも，「褥瘡ができたのなら最初のB総合病院に戻すのが筋だろう」というような，医療現場の実情にそぐわない見解が述べられました。

　一方，この患者がB総合病院を退院するときには，全身状態は安定し，さらなる積極的な治療は予定されていませんでしたので，場合によっては自宅退院という選択肢もありました。しかし寝たきりの患者を自宅へ連れて帰るのは，在宅医療が普及してきた現在でさえ家族

への負担は避けて通れないため，諸般の事情を考慮した上で，受け入れ可能なC病院を選択したということも考えられるでしょう。だからこそ，3時間ごとの体位変換をしていたC病院の看護体制に褥瘡の全責任があるというのは，いささか酷かもしれません。

しかし，ここでさらに看護記録の問題も浮上してきます。裁判官は体位変換の過失判断において，C病院ではすべての看護行為を看護記録に残していなかったために，「体位変換の記録が残されていない時間帯にはそもそも3時間ごとの体位変換さえしなかったのではないか」とC病院の看護がずさんであったと考えたのです。

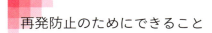

再発防止のためにできること

① 褥瘡発生リスクを正しく認識し対策を取る
② 患者や家族が抱く不満を軽く見ず，誠実な対応を心掛ける
③ 行った処置やケアは看護記録に過不足なく記載する

●褥瘡に関する診療上の義務

判決では，「褥瘡の予防と治療に関する診療上の義務」について触れられました。もちろん，すべての医療施設で「2時間ごとの体位変換」を完璧にこなすのは難しい場合がありますし，褥瘡の原因が看護だけにあるわけではないのは前述した通りです。

褥瘡発生リスクのアセスメントの結果，リスクが高いことが分かったら，褥瘡発生の予防対策を実施・記録し，それでも褥瘡が発生した場合は医師も含めて治療とケアの体制を見直すことが求められています。

●誠実なコミュニケーションを心掛ける

「褥瘡なんか痛くないよ，治るよ，治るよ」「褥瘡のことについてうるさいのはあんただけだ」という，判決文の中で示された病院ス

タッフの心ない発言が本当であれば，誰が見ても「ひどい病院」と感じることでしょう。もちろん病院側はこの発言を否定していますし，当時のやりとりが記録として残されてはいませんので，本当のところは確かめようがありません。

とはいえ，家族にしてみれば，褥瘡をめぐって裁判を起こすぐらい病院側への不満や恨みが膨らんでいたのは間違いのない事実です。面会で来院するたびに家族があれこれと訴えてくれば，「全くもう，この忙しいときに……」という無意識の陰性感情が湧いていたのかもしれません。

しかしそういうときにこそ，冷静な対応が大事です。患者や家族に対する陰性感情を強引に抑えるのではなく，「ああ，自分は今ネガティブな気持ちになっているな」と気付くことさえできれば，第三者的に自分の状況を捉えて，より一層相手が納得するようなコミュニケーションを心掛けることもできるでしょう。また1人で対応するのが難しいときには，看護師長，看護部長，主治医，病院長などとも協議して，病院という組織で相談に応じる姿勢が何よりも肝心です。

なかなか難しい問題ではありますが，褥瘡に対して医療者側は最大の配慮を行っていることを患者側に示し，いったん褥瘡ができてしまった後は，できる限りの治療に努めるとともに，さらに丁寧なコミュニケーションを心掛けるのが現実的な対応方法だと思います。

● **看護記録の重要性**

裁判所は2時間ごとの体位変換が義務であるという見解を提示しました。褥瘡のガイドライン[4]でも予防ケアとして「基本的に2時間以内の間隔で，体位変換を行うよう勧められる」となっていて，エビデンスレベルはB（根拠があり，行うよう勧められる）ですから，原則として褥瘡予防には2時間ごとの体位変換が必要です。ただし，体圧分散マットレスを使用した場合の体位変換間隔は4時間以内とされていますので，各施設の実情に合わせて取り組みを検討してください。

その一方でこの裁判では，あらためて**書証主義**（言葉として看護記録に記載されていないものは事実ではないという考え方）がクローズアップされました。

　医療事故の裁判では，不十分な診療録のために病院側の主張が採用されないことが多々あります．現場のスタッフにとっては，巡回時の血圧，脈拍，体温などのバイタルサインはこまめに記録しても，体位変換，おむつ交換，清拭，痰吸引などをすべて看護記録に記入するのは大変な作業でしょう．それでもこの裁判のように，「記録がない＝看護行為なし」と判断されてしまうのは残念ですから，看護記録には処置内容を漏らさずに残しておくことが望まれます．

引用文献
1) 床ずれは看護の怠慢．毎日新聞，1985/10/13．
2) 松村悠子：看護婦の社会的責任．北海道大学医療技術短期大学部紀要1：123-131，1988．
3) 小脳出血等の入院患者が褥瘡が一因となって腎機能悪化により死亡した場合，病院側の褥瘡の予防及び治療に過誤があったとして病院側の損害賠償責任が認められた事例．判例タイムズ949：192-197，1997．
4) 日本褥瘡学会教育委員会ガイドライン改訂委員会：褥瘡予防・管理ガイドライン（第4版）．褥瘡会誌17：487-557，2015．

Case 11 人工呼吸器へのエタノール誤注入

滅菌精製水との取り違え

　今から16年前の2000年，人工呼吸器に装着された加温加湿器のチャンバーに滅菌精製水を充填するはずのところ，看護師が間違えて消毒用エタノールを入れてしまい，間もなく患者が死亡するという事故が起こりました。しかも日本を代表する大学病院の事件でしたので，医療界にはとても大きな衝撃が走ります。テレビや新聞などのマスコミは，消毒用エタノールを滅菌精製水とうっかり取り違えるなんて常軌を逸している，あり得ない単純ミスだと断定して看護師の責任を厳しく追及し，カルテを改ざんして事故を隠蔽したとして担当医師を含む大学病院全体を糾弾しました。

　この事件はすでに裁判も終結し，再発防止に向けたさまざまな取り組みが提言されています。今さら細部を掘り起こす必要はないかもしれません。しかし，当事者たちは間違いに気付いた後は誠意を持って対応し，事故を隠蔽しようという考えはありませんでした。にもかかわらず，遺族やマスコミの追及はとどまるところを知らず，入職1年目の新人看護師にとってつらすぎるほどの試練となりました。

　事故の表面だけを見れば到底考えられない医療ミスですし，うっかり間違えた看護師に責任を押しつけて一件落着とすれば解決する問題かもしれません。ところが，背景には病院の管理体制，間違えやすい形状の容器，そして亡くなられた患者の重篤な病状など，さまざまな要因が絡んでいました。決して風化させてはいけない大切な教訓として，事故から16年を経た現在の視点で当時の経過を検証したいと思います（2006年11月1日京都地方裁判所）[1]。

事例：リー脳症の末期状態と診断された17歳女性

事例を読みながら考える3つの問い

① 使用する薬品や物品はどのように見分けていますか？
② 人工呼吸器に滅菌精製水を注入するときはどのような安全確認を行っていますか？
③ 事故と患者の死因の関係が明らかでないとき，患者や家族にはどう説明しますか？

Aさんは1982年12月7日に出生，生後10カ月でリー脳症(ミトコンドリア脳筋症)と診断されました。リー脳症は厚生労働省指定の小児慢性特定疾病であり，中枢神経系の特異的な病変(脳幹部，大脳に局在する両側対称性の壊死性あるいは軟化性病変)を伴い，その病変が脳幹部に及ぶと呼吸中枢の機能低下などによって死亡する進行性脳変性疾患です。根本的治療法は現在に至るまで存在しません。リー脳症を4歳以下で発症した場合，生存期間の中央値は0.9年で，感染を契機に病状が悪化することが多いとされています。死亡した症例のうち約半数に中枢性の呼吸障害を認め，突然の昏睡で死亡することもある難病です。

Aさんは1歳だった1983年12月からB大学病院への通院を開始し，複数回の入退院を繰り返しながらリー脳症および感染症などの治療を継続して受けていました。1990年2月(7歳)には気管切開が行われましたが，次第に咳反射がなくなり痰の喀出が困難となっていました。やがてリー脳症の症状の1つである呼吸中枢の機能低下が進行し，胃食道逆流症による嘔吐や嚥下性肺炎による発熱も加わり，16歳の1999年10月25日にB大学病院へ再入院となります。さまざまな治療にもかかわらずやがて口唇蒼白，あえぎ呼吸などの症状が出現，血液ガス分析検査では血中二酸化炭素分圧(P_{CO_2})が異常高値(80.3 mmHg)を示したため，12月21日から人工呼吸器が装着され

ました。2000年2月22日に施行された頭部CTスキャンでは大脳・脳幹萎縮の進行を認め，脳幹障害による呼吸機能低下が考えられました。

　それを受けて2月24日に主治医から家族へ，「頭部CTスキャンで大脳はほとんど萎縮しており，この病気（リー脳症）における最終像であると思います。呼吸機能の低下は脳幹の機能低下と考えられ，脳の萎縮が血圧をコントロールしている部分に及ぶと，突然死の可能性もあり得ます」という深刻な病状説明が行われました。

　2月27日には肺炎の増悪傾向を認め，人工呼吸器の酸素濃度が21％から50％まで上げられました。2月29日4：30頃からあえぎ呼吸，頻脈（120/分）が出現し，静脈血ガス分析では著明な代謝性アシドーシス，乳酸値の上昇を認めました。痰の吸引処置や人工呼吸器の設定変更などにもかかわらず呼吸状態は改善せず，早朝から血圧低下が見られるなど，敗血症によるショック状態と判断されました。昇圧薬，ステロイド剤，抗菌薬，ヒト免疫グロブリン製剤などによる治療が行われたものの，その後も意識レベルは昏睡状態のまま，著しい低血圧状態（収縮期血圧30 mmHg台）が続きました。

● 53時間にわたり消毒用エタノールが人工呼吸器に……

　いよいよ生命そのものが危ぶまれる大変厳しい状況になったと，小児科病棟のスタッフ誰もが認識したまさにそのとき（3月1日23：00），人工呼吸器の加温加湿器チャンバーに消毒用エタノールが誤注入されていたという重大な事実が発覚します。調べてみると，2月28日18：00頃に本来用意するべき滅菌精製水のタンクを消毒用エタノールのタンクと取り違えてAさんの部屋に持ち込み，そうとは知らずに**合計5名の看護師が消毒用エタノールをチャンバーに注いでしまった**のです。

　発覚後すぐにチャンバーの中身を滅菌精製水へ交換しましたが，Aさんはおよそ53時間にわたり消毒用エタノールを人工呼吸器経由で吸入しました。

入院治療の経過	リー脳症による症状が悪化し，B大学病院に入院。入院からおよそ2カ月後，著しい呼吸機能の低下を認めたため，人工呼吸器が装着される。
事故当日 18:00頃	病室にあった人工呼吸器の加温加湿器チャンバーに補充する滅菌精製水のタンクが空になったため，看護師が保管庫から新しいタンクを搬入。
事故の2日後 23:00頃	定期巡回した看護師が，タンクの中身が滅菌精製水ではなく消毒用エタノールであることを発見，直ちに滅菌精製水に交換。このときまでに5名の看護師が補充を行っていたが，53時間にわたりこの間違いは発見されなかった。
3日後 19:54	昇圧薬投与などを行ったが，症状は改善せず死亡を確認。

図11-1　事例の経過

　このときすでに血圧は20 mmHg台に低下し，その後も大量の昇圧薬投与が続けられましたが病状の改善は見られず，3月2日19：54に死亡確認。病理解剖の同意は得られず，死亡診断書の直接死因は「急性心不全」，その原因は「ミトコンドリア脳筋症」，死因の種類は「病死及び自然死」と記載されました（図11-1）。

その後の展開

●家族へはいつ説明しようか

　もし意識が清明で意思疎通のできる患者が53時間にわたってエタノールを吸入したのなら，間もなくアルコールによる意識レベルの低下やけいれんなどの臨床症状が現れて間違いに気付いたことでしょう。

ところが当時のAさんはリー脳症の末期で昏睡状態であり，しかも人工呼吸器管理が行われ，敗血症が疑われる非常に重篤な状態でした。つまりエタノールの影響を打ち消してしまうほど厳しい病状であったということです。

　「いつからエタノールが入ったか分かるまではミスは家族に言わないでおこう。明日看護師長が出てきたら調べてもらおう」。事故発覚直後のスタッフがこう考えたのも無理はありません。人手の少ない深夜帯の出来事でしたし，本格的な調査は翌日からとした判断は間違っていないと思います。

　翌3月2日の朝出勤してきた看護師長，担当看護師，担当医師に加え，小児科教授，医療事故対策委員会委員長の教授，弁護士らも加わって善後策を検討しました。そして18：00頃，消毒用エタノールを吸入してしまったのは間違いないことが分かります。このときAさんの容態は心停止の寸前であり，残念ながら2時間後に死亡確認となりました。そして事故のことをどのタイミングで家族へ知らせようかと検討しましたが，「両親は娘さんが死亡して大きな悲しみに打ちひしがれているので，<u>直ちにエタノール誤注入の事実を告げて気持ちを一層混乱させるのは忍びない</u>」という意見が大半でした。それでも黙って見過ごすわけにはいきませんから，できるだけ早く，遅くとも初七日までには説明するという方針となりました。

　結局死亡翌日3月3日の昼頃に両親への面会を申し入れ，3月3日16：00（事故発覚から55時間後）に担当医師と看護師長が遺族宅を訪問，事故の概要を報告するとともに，謝罪しました。その際担当医師は，一般細菌検査の報告書を持参して，死因は敗血症ショックが疑われること，エタノール誤注入の影響は分からないが，たとえ事故がなくても死亡していた可能性が高いことに言及しました。

　ところがその後行われた司法解剖で，血中エタノール濃度が致死量を大きく超えていたことが判明しました。

●深刻なギャップを生んだ記者会見

　死因が未確定であった3月7日に病院関係者が記者会見を開き，翌朝の新聞には次のように掲載されました。「リー脳症で入院中の患者が3月2日に死亡した。その際人工呼吸器の加温加湿器に入れるはずの滅菌精製水を，消毒用エタノールと間違えるという医療事故が発生した。この患者は10年以上前から人工呼吸器を装着し，2月24日（ミスが起こる前）は非常に厳しい状態であった。2月24日にいつ亡くなってもおかしくないことを家族に説明していた。プライバシー保護について家族の強い要望があり，家族を説得するのに時間がかかったため発表が遅れた」という内容でした。これまでの経過を見れば，多くの読者は記者会見の内容に「えっ？」という印象をもたれたと思います。おそらく予想だにしない医療事故に遭遇して，病院関係者一同，気が動転して事実確認が甘かったのかもしれません。

　確かにエタノール事故の直前に，生命の危険が迫っているという内容の厳しい病状説明がありました。危篤状態であったのは間違いありません。しかし，人工呼吸器を装着したのは「10年以上前」ではなく「2カ月前」の12月21日です。「10年以上前」に行われたのは気管切開でした。そして家族からプライバシー保護について積極的な申し出があったわけでもなく，家族を説得するのに時間がかかったというのも正確ではありません。娘が死亡して茫然自失としているところに追い打ちをかけるような事故報告を避けようと，つまり病院側の配慮ともいえるような成り行きで発表が遅れたといえます。

　換言するなら，==家族が伝えてほしい事故の内容（誰が，何を，どのように間違えたのか，その原因は何か，なぜ死亡とは無関係といえるのか）がうまく伝わらず==，病院側の考え（滅菌精製水と消毒用エタノールを間違えたのは謝罪するが，消毒用エタノール誤注入と死亡は無関係であること）が強調されました。

　その結果，この記者会見では，家族と病院側，事故を起こした看護師の間には深刻なギャップが生じます。間もなく担当看護師は刑事告訴され，法廷では厳しい追及が待ち受けていました。

●厳しい処罰感情と裁判所の判断

　エタノール事故のことを知らないまま死亡退院したときの両親は，担当した主治医や看護師を心底から信頼し，感謝の気持ちを表明されていました。ところが死亡の2日後に真実を告げられた直後から，やりきれない感情が高まり，やがて厳しい処罰感情へと発展します。以下は法廷で担当看護師に向けられた意見陳述です。

　「あなたは本当に反省しているのですか？　どうして薬品の名前を見なかったのですか。目が見えないほど疲れていたのですか。歩けないほど疲れていたのですか。そうではないでしょう。あなたが間違えさえしなければ事故は起こらなかったのです。あなたはすべてを病院のせいにして責任逃れをしようとしているのではないですか。わたしたちは医師の説明で，亡くなったのは病気のせいだと聞かされました。退院するときは本当に手を尽くしてもらったと感謝していました。ところが，エタノールを滅菌精製水と間違えて入れたためだということが後で分かりました。どうして本当のことを言ってくれなかったのですか。あなたを含む病院の不誠実な対応で二重に傷つけられたのです……」

　当時の詳細な状況が明らかになるにつれ，担当検事からは，「重大な過ちを犯すような看護師は病院に残る価値はない，潔く身を引きなさい」とまで言われ，裁判官からは次のように厳しい判決が下されました。

　「生命を預かる看護師として，薬剤などの取り扱いには細心の注意を払うべき立場にかかわらず，消毒用エタノールを滅菌精製水と間違えた過失は重大である。消毒用エタノールを病室に準備したことにより，引き続き看護を担当した看護師のエタノール誤注入を誘発した。過失の背景として看護師の多忙な勤務状況や，1年目の新人看護師で指導・教育など病院の管理監督体制に問題があったかもしれないが，**基本的な注意義務を怠った初歩的な過誤**により，17年の短い生涯を終えざるを得なかった被害者の無念は察するに余りある。両親の悲しみも筆舌に尽くし難く，遺族の処罰感情は厳しい」として，業務上過

失致死罪により禁錮10カ月，執行猶予3年の有罪判決。民事訴訟は1億1613万円の損害賠償請求に対し，2814万円の支払い命令がなされたのです。

再発防止のための事例検討

ここで事例のポイントを整理！
① 滅菌精製水タンク（4L）とエタノールタンク（5L）の形状が似ており，間違えて病室へ持ち込んだ
② チャンバーに液を補充した5名の看護師がラベルを目視せず，エタノールが注入され続けた
③ エタノール誤注入の事実をすぐに家族に伝えなかった

●なぜ間違えてしまったのか？

　加温加湿器のチャンバーに入れた滅菌精製水は時間の経過とともに消費されるので，適宜補充しなければなりません。当時の病棟では，滅菌精製水のボトル（500 mL）を人工呼吸器の近くに置き，直接または注射器を用いてチャンバーに注入していました。

　問題となった2月28日，病棟の保管庫にストックしてある滅菌精製水のボトルが在庫切れのため，担当看護師（1年目の新人）は副師長に相談して処置室の薬品棚も探してみましたが見つかりません。薬剤部まで取りに行く手間を省くため「（保管庫の）下のを使ったら」と副師長にアドバイスされた担当看護師は，500 mLの「ボトル」ではなく，滅菌精製水4L入りの「タンク」を使用するものと理解して，保管庫内左側の床に置いてあった白いタンクをAさんの病室へ持ち込み，人工呼吸器の置いてあるワゴンの下棚に設置しました。実はこの白いタンクが5L入りのエタノールタンクだったのです。

　病棟で使用されていた滅菌精製水タンク（4L）とエタノールタンク（5L）は，その大きさ，色，材質，形状がとても似通っていました。

未使用の滅菌精製水タンクは全体がビニール袋で覆われ，蓋には青色の封印がある一方，エタノールタンクにはビニール袋がなく蓋の封印は白色でしたので，未開封の状態ではある程度の区別はつきます。しかし両タンクとも蓋の色は白で，封印を外した後は同じような形状でした。

　またエタノールタンクは専用のノズル付きでしたが，滅菌精製水タンクには専用のノズルがなく，不便に思った病棟スタッフはエタノールタンクのノズルを滅菌精製水タンクにも流用していたので，タンクのノズルの違いによって滅菌精製水かエタノールかを区別することはできない状況でした。

　もちろん，エタノールタンクには「エタノール」を示すラベルが貼付されていますので，ラベルを確認すればエタノールなのか滅菌精製水であるのか気付くはずです。ところが，Aさんの人工呼吸器の下に置かれたエタノールタンクはラベル部分がベッド側を向き，処置をする看護師からは裏手となって見えにくい状況でした。その結果，最初に取り違えた看護師を含む計5名の看護師がタンクのラベルを目視せず，エタノールを滅菌精製水と思い込んで使用し続けてしまったのです。

　そして3月1日23：00に定時巡回した看護師が，人工呼吸器のチャンバーが全体的に白く，細かい霧状の水滴のようなもので曇っていて，中の状態がよく見えないことに気付きます。手のひらでチャンバーを触れてみたものの特に普段と変わらない温度でしたので，そのままチャンバーへ滅菌精製水を補充しようとしたものの，タンクからうまく注射器で吸い上げることができませんでした。そこでタンクを手に取り，傾けたりゆすったりしたところ，タンクに貼付してあるラベルにエタノールを示す濃い青色のラインが入っていることに気付き，Aさんの部屋に用意されていたのは滅菌精製水ではなく，エタノール入りのタンクであることが分かったのです。

● **新人看護師個人の責任に帰すのか**

　消毒用エタノールと滅菌精製水を間違えたのは，申し開きのできない単純ミスです。いくら忙しかったとはいえ，タンクのラベルを確認するという基本行為を怠ったことに弁解の余地はありません。しかし裁判経過を見る限り，当事者となった看護師，医師，そして病院関係者に悪意などは感じられず，裁判所もカルテの改ざんや，事故の隠蔽工作はなかったと判断しました。そして忘れてはならないのが，当時のB大学病院に見られたさまざまな事情でした。

　一般に小児の重症患者は，成人よりも看護をする上で相当な時間を要するという特殊性があります。事故当時のB大学病院小児科病棟は，入院患者数45名の病棟に対し看護師26名の体制で，5年以上の経験者は看護師長を含めて7名でした。しかもそのうち経験の少ない1年目の看護師が7名配属され，白血病や生体肝移植など重症度が高い患者も多く，看護師の労働負担は過酷で慢性的な精神的・肉体的疲労を抱えていたことも，事故の遠因として見逃してはならない要素です。

　そのため多くの医療関係者から，エタノール事故の当事者へ励ましの声が寄せられました。入職1年目の新人看護師にとって負担の大きい勤務状況，容器の類似した医薬品を採用するなど不十分な薬品管理，慣用的にエタノールタンクのノズルを滅菌精製水のタンクに流用していたこと，医療安全に対する不十分な看護教育など，個人の問題だけではなく病院の管理体制も大きく影響した結果の事故であったのではないか，という意見にはたくさんの賛同が集まりました。

　ところが裁判所の判断は，「事故当時の勤務状況は看護師に過酷な負担を強いていたかもしれないが，**エタノールタンクのラベルを確認することが社会通念上困難であったとは考えられない**ので，病院の医療事故防止・安全管理体制にかかわらず，看護師の患者に投与する医薬品の確認をすべき注意義務が免れるものではない」というものでした。最終的には看護師個人の過失だけを認定して，事件の幕引きが図られたことになります。

●根底から揺らいだ信頼関係

　生後10カ月でリー脳症と診断されたAさんにとって，期待される生存期間の中央値はわずか0.9カ月であるところ，危篤状態となる17歳まで生命を維持できたのは，適切な治療によるところが大きかったといえるでしょう。しかし裁判では，詳細な死亡原因や原病であるリー脳症については詳しく検証がされないまま，血中エタノール濃度が致死量を超えていたという検査結果に注目が集まりました。つまり，病院側の主張（エタノール誤注入前にすでにリー脳症の終末状態で死期が迫っていたこと）はほとんど聞き入れられなかったのです。

　エタノール誤注入という事実，そして事故発覚後の病院の対応が，家族との信頼関係を根底から覆してしまいました。言葉を選んだつもりでも，エタノール血中濃度の結果が分からない時点で「死因は敗血症ショックであり，エタノールの誤注入という事故がなくても死亡していた可能性が高かったでしょう」という最初の説明が，うそをついている，病院側の言い訳だ，事故隠しだ，とされたのです。

　さらに，リー脳症の末期状態であったにもかかわらず，「健康な17歳の女性」がエタノール中毒死したという前提で民事裁判が提起されました。事故の10年前から気管切開が行われ，肺炎を繰り返して死亡の2カ月前から人工呼吸器を必要とし，大脳・脳幹の高度な萎縮が進行していたAさんにとって，独歩退院は厳しく，学校で教育を受けたり，仕事に就くことは望めない状況でした。ところが原告代理人弁護士の主張は，看護師のエタノール取り違えさえなければ，医療技術が飛躍的に進歩してリー脳症は治癒し，普通の生活が送れるようになったはずだから，仕事ができる67歳までの所得も賠償せよ，というものでした（最終的には慰謝料のみが認定）。

再発防止のためにできること

① 患者の身体へ投与するものは必ず目視での安全確認を行う
② 人工呼吸器に注入する際も毎回目視でラベルを確認する
③ 有害事象が起きた場合には速やかに事実を伝える

●どの場面でもラベルを確認する

　事情はどうあれ，滅菌精製水を消毒用エタノールと取り違えてしまうような医療事故は絶対に回避しなければなりません。そのため，患者の身体に直接あるいは間接的に入るものについては，常に安全確認をする必要があります。

　たとえ最初に保管庫から誤ってエタノールタンクを持ってきたことが防げなかったとしても，毎回チャンバーの中身を補充する際にタンクのラベルを確認することができていれば，その時点で防げたかもしれないのです。注射薬や内服薬はもちろん，消毒薬，滅菌精製水，蒸留水，酸素吸入やネブライザー，吸引カテーテル，おしぼりや食事の配膳に至るまで，「この患者のもので間違いないか」という安全確認を徹底してください。

●説明は時間が経てば経つほど信頼を失う

　次に重要なのが，医療事故が発生した場合の初期対応です。今回の事例では，消毒用エタノールの取り違いに気付いてから41時間後に，両親へ事実を告げ謝罪しました。大きな悲しみに打ちひしがれている両親の気持ちに配慮したとはいえ，結果的に説明まで約2日間の空白ができました。

　突然の出来事に医療関係者も「どうしたらよいか分からない」というのが率直な気持ちであり，決して真実を隠そうというつもりはなかったと思います。ところがこの約2日間の空白が「本当のことを言わない不誠実な対応」という誤解を招き，不十分な説明も両親の不

信感につながりました。さらに，記者会見での正確でない説明も，家族側に訴訟を決意させる原因となりました。

したがって，**医療事故による有害事象が発生した場合には，速やかに事実を伝えるべき**でしょう。医療従事者の立場では，詳細が明らかになってから正式に説明する方がよいと考えがちですが，事故から時間が経てば経つほど信頼が揺らぐのは間違いありません。もちろん最初からすべてが分かっているわけではありませんから，第1報では「人工呼吸器の加温加湿器に消毒用エタノールを入れてしまい，Aさんの身体に入った可能性がある」という事実のみにとどめてよいと思います。それに加えて，「身体への影響など詳細なことはこれから調査する」と伝え，いつでもご相談に応じる，というスタンスを強調しておくことが重要です。

とはいっても，事故の全容が明らかになった現在だからこそこのような考察ができるわけであって，当時の医療関係者にとっては非常に難しい問題であったと思います。被害者の怒りの感情を前にして，どのような説明をしても解決の糸口が見いだせないこともまれではありません。

そして，裁判所に訴えることで真実を明らかにしたいと望んだ遺族でしたが，「事故防止のためには実質的な原因を解明すべきであるということには同感である。しかし，裁判所は必要な限度において量刑の適否を判断するのが役割であり，**実質的な原因の解明は裁判所の権限を超えている**」[2]と考えるのがわが国の裁判制度です。その点を踏まえた上で，医療安全に貢献できる紛争解決を模索することが，わたしたちに課せられた使命といえるでしょう。

なお，有罪判決を受けて医療現場を離れた看護師は，その後看護教育の分野で事故の教訓を語り継いでいます。このような勇気ある行動には，心から声援を送りたいと思います。

引用文献

1) 裁判所ウェブサイト：京都地方裁判所平成 18 年 11 月 1 日判決．
http://www.courts.go.jp/app/files/hanrei_jp/797/033797_hanrei.pdf（last accessed 2016/8/18）
2) 日本看護協会医療・看護安全対策室：「エタノール誤注入事故」大阪高裁判決について．2004．https://www.nurse.or.jp/nursing/practice/anzen/pdf/kyoudai.pdf（last accessed 2016/8/18）

コラム5
裁判の限界

　大事な家族を突然失う悲しみは，簡単に受け入れられるものではありません。ましてや背景に医療事故が絡んでいるとなると，「誰のせいでこうなったのか」という怒りがわき上がるのも自然な感情でしょう。過失があろうとなかろうと，直接の治療を担当した医師や看護師に怒りの矛先が向いてしまうのもある意味で仕方がないと思います。

　病院側に100％の過失責任があるときは，被害者の気持ちに寄り添って原状回復，真相究明，反省謝罪，損害賠償，再発防止の手続きを早期に進める必要があり，その過程を被害者側が納得すれば円満解決につながります。しかしもともとの疾患が重症であったり，病院側に明白な落ち度がないにもかかわらず結果が悪かったという場合には，双方の主張が平行線となります。

　一般市民の気持ちとしては，訴訟へ持ち込めば裁判官が公平に判断して「真実が明らかになる」「同じ過ちを繰り返さない仕組みができる」と期待したいところです。死亡事案では「この死を無駄にしてほしくない」という意見もよく耳にします。

　ところが Case 11 のように，医療事故の根本的な真相究明や再発防止を求めて遺族が裁判所に訴えても，「裁判所は必要な限度において量刑の適否を判断するのが役割であり，実質的な原因の解明は裁判所の権限を超えている」といって却下されます。ただ裁判官は遺族の処罰感情には大きく共感し，病院の体制など医療事故が起こる背景はともかく，個人への責任追及が明記された判決へと至るわけです。アメリカの医療裁判でも事情は似通っていて，「訴訟は紛争解決の場というより，復讐にお墨付きを与えるかどうかを判断しているに過ぎない」という声もあるほどです[1]。

　「裁判官が事実を認める」ことを法律用語で「事実認定」といいます。これはあくまでも人間である裁判官が「裁判の上での事実」を認定するもので，神様の目から見た真実とは限りません。関係者の証言やカルテなどから裁判官が「合理的だ」と判断すれば，たとえうそでも真実になってしまうのです[2]。

---

1) 長野展久："I am sorry" の効能と落とし穴．長野展久：医療事故の舞台裏―25のケースから学ぶ日常診療の心得．pp244-245，医学書院，2012
2) 神田知江美：時間を意識する―検査と時間．medicina 51：389，2014

Case 12 その気管孔は塞がないで！

情報共有不足が引き起こした重大事故

■ **呼吸用のどの穴，看護師誤って塞ぎ患者窒息死**[1]

　A県立病院は12月4日，70歳代の男性入院患者ののどに開けられていた呼吸用の穴を，看護師が誤って塞ぐミスがあり，男性が窒息死したと発表した。看護師は男性が口や鼻でも呼吸できると誤認しており，主治医らとの間で情報共有ができていなかった可能性があるという。B県警が業務上過失致死容疑で調べている。病院では気管孔をガーゼで覆って異物混入を防いでいたが，ガーゼが外れがちだったため，20歳代の看護師が3日15：00頃，代わりに通気性のない合成樹脂製の粘着シートを貼って穴を塞いだという。約1時間半後，巡回していたこの看護師が男性の呼吸が止まっているのに気付き，17：00頃，死亡が確認された。

　約5年前に新聞報道されたこの事件は，皆さんの記憶にも残っていると思います。亡くなった患者はこの事故の10年前に喉頭がんの手術を受け，喉頭を摘出したために口や鼻から呼吸ができなくなり，喉元に直径2cmの「永久気管孔」が開けられていました。その後この患者は脳内出血を起こしてA県立病院へ入院。脳内血腫除去の手術後約2週目に起こった事故でした。カルテには「喉頭の摘出，気管切開あり」と記載されていましたが，「永久気管孔」とは書かれていません。

　耳鼻咽喉科の病棟勤務をしたことのある看護師であれば，永久気管孔にもなじみがあって，口や鼻から呼吸ができないことを十分に理解でき

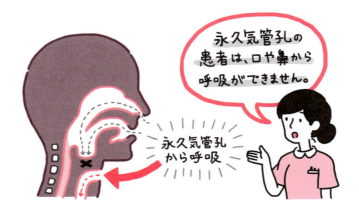

ていたはずです。ところが脳内出血を起こして入院したのは「脳神経外科」の病棟であり，20歳代の看護師はそれまで永久気管孔を見たことがなかったようです。もし通常の気管切開であれば，気管切開孔を塞いでも口や鼻からの呼吸が可能な場合が多いので，このような事故に至ることはまれでしょう。知識がないために起こした事故という側面もさることながら，「永久気管孔を塞いだら窒息する」という大事な事実が医療スタッフの間で共有できなかったことが，そもそも最大の問題です。

　経験豊かな看護師なら当たり前の常識として，永久気管孔の解剖学的特徴を理解していると思います(イラスト参照)。しかし，この事故の5年前，2006年にも永久気管孔を誤って塞いで植物状態となった事例が新聞報道されました。つまり，同じような医療事故の教訓が全く活かされなかったことになります。そこでCase 12ではその裁判例(2006年4月20日東京地方裁判所)[2]を追跡し，情報共有の重要性を再確認したいと思います。

事例：オリーブ橋小脳萎縮症と診断された68歳女性

事例を読みながら考える2つの問い

① 気管切開部へ水が入らないようにするにはどうすればよいですか？
② 永久気管孔と通常の気管切開の違いを説明できますか？

　Cさんは68歳の女性です。オリーブ橋小脳萎縮症（OPCA）*と7年前に診断されました。徐々に手足の動きが悪くなるとともに，発語もできなくなり，ほぼ寝たきりの療養生活を送っていました。その一方で大脳機能には大きな問題はなく，意識は清明で意思の疎通は可能でした。

　その後66歳で誤嚥性肺炎を発症してD病院に入院。抗菌薬の投与でいったんは落ち着きますが，誤嚥を予防するために気管切開が行われ，永久気管孔が造設されました。67歳のときに嚥下困難と食思不振が認められたためD病院に再入院し，胃ろうからの栄養補給となりました。

　そして68歳の誕生日から約2カ月後の3月22日，胃ろうの交換目的でD病院へ再び入院となります。特に問題なく胃ろうの交換は終了し4月1日に退院する予定でした。そして退院前日の3月31日には病棟内の浴室で，看護師の監視下に入浴することになりました。

　担当看護師はこれまで気管切開の患者を入浴介助した経験がなく，

＊オリーブ橋小脳萎縮症（olivo-ponto-cerebellar atrophy：OPCA）：脊髄小脳変性症（運動失調を主症状とする原因不明の神経変性疾患の総称）の1つである。その症状は，初期には起立・歩行の失調が生じ，疾患の進行により四肢の協調運動障害や構音障害なども生じる。そして5年以内（遅くとも10年以内）に錐体外路症状（筋固縮，動作緩慢，安静時振戦，屈曲姿勢などパーキンソニズムなど）が加わることが多い。経過と共に，起立性低血圧や尿失禁などの自律神経症状が見られることもある。生命予後は発症から4〜11年（平均7〜8年）程度である。

先輩看護師に看護ケアのポイントなどを聞きました。その際，「特別な用具は不要だけれど，入浴時に気管孔からお湯を吸い込んではいけないので，タオルを2～3枚厚めにグルっと巻いてお湯が入るのを防ぐことが大事で，もし気管孔が大きい場合にはガーゼを使用したり，テガダーム™(**通気性のある**フィルムドレッシング材)などで保護することもあるのよ」と教わりました。

　10：31，誤嚥性肺炎を起こしたことのある患者ということもあり，気管孔からお湯を吸い込んでしまうことをとても心配し，担当看護師はCさんの気管孔にサージカルドレープ(**通気性のない**フィルムシート)を貼り付けて，ストレッチャーで浴室に移動しました。その2分後の10：33，入浴介助に当たっていたもう1人の看護師が，Cさんが顔面蒼白で自発呼吸もないことに気付きます。容態急変です！　スタットコール(医師の緊急招集)で医師を招集し，気管孔から挿管するとともに心臓マッサージ，人工呼吸などの救急蘇生を行って心拍は再開しました。

　何とか一命は取り留めたCさんでしたが，無酸素脳症による脳のダメージは予想以上に大きく，意思の疎通が図れない遷延性意識障害(後遺障害等級1級)となりました(図12-1)。

その後の展開

　当事者となった担当看護師は，永久気管孔のことを知りませんでした。サージカルドレープを永久気管孔に貼ったことで呼吸ができなくなり，重篤な病状になったCさんを見てとてもつらい思いをしたことでしょう。

　ところが，事態はそのつらい思いとは裏腹に進みます。示談交渉では病院側，患者側にそれぞれ代理人弁護士が付き，賠償金をめぐって駆け引きが始まります。看護師の過失は明らかですし，病院側もミスを認めて謝罪しているのですから，スムーズに解決できるはずでし

入院時	7年前にオリーブ橋小脳萎縮症と診断され，2年前に誤嚥対策のため永久気管孔を造設。今回，胃ろう交換目的で入院，問題なく交換が終了し4月1日に退院予定。
事故当日	退院前日，看護師の監視下で入浴をすることに。担当看護師は先輩看護師から気管孔をガーゼかテガダームで保護するよう指導を受ける。
同10:31	担当看護師はCさんの気管孔に通気性のないサージカルドレープを貼り付け，ストレッチャーで移動。
同10:33	入浴介助をしていた別の看護師が，Cさんの自発呼吸がないことに気付く。救急蘇生により心拍は再開するが，無酸素脳症により意思の疎通が図れない遷延性意識障害に。

図12-1　事例の経過

た。しかし責任を取ると言いながらもできる限り賠償金の支出を抑えようとする病院側と，将来にわたる介護費用をできるだけ確保したい患者側の間では，ぎりぎりの交渉が行われます。

　和解交渉の中で問題になったのが，既往症のOPCAをどのように評価するのかという点でした。つまり事故当時すでに寝たきりの状態で，手足は動かず，発語もできず，後遺障害等級は最も重症の1級相当であり，今回の事故で無酸素脳症になった後も，後遺障害等級は1級のままで変化はありません。そのため，もともと健康な成人が1級の後遺障害になった際に適用される慰謝料を，もともと1級相当の病状であったCさんに支払うのは高すぎると病院側は主張しました。また，OPCAの平均余命は発症から4～11年（平均7～8年）というデータから，事故当時のCさんの余命は6カ月～1年6カ月程度であっただろうと推定し，慰謝料のさらなる減額を要請しました。

　これに対して家族は，手足の不自由や発語不能というハンディキャップがありながらも，大脳機能には問題がなかったCさんが，

看護師のミスによって無呼吸を強いられ苦しみながら意識を失った上に、社会とつながるために残された唯一の手段である大脳の機能まで失った苦痛は極めて甚大だと反論しました。

両者の主張は折り合うことなく、やがて 8938 万円の損害賠償を求める裁判となります。裁判で病院側は「普通の人の場合より減額されるべきだ」と主張しましたが、裁判長は「従来問題のなかった脳機能に障害が新たに生じた以上、運動機能に重い障害があったからといって減額すべきだとはいえない」との判断を示し、ほぼ女性側の請求通りの慰謝料など計 3856 万円を支払うよう病院側に命じました。この事件は発生当初から注目を集めていて、判決の直後に次のように新聞で報道されました。

■ 寝たきりから植物状態，医療事故慰謝料の減額認めぬ判断[3]

寝たきりだった女性が入院中の医療事故で植物状態になった場合、慰謝料をどう算定するかが争われた訴訟の判決が○○地裁であった。（中略）裁判長は「女性が残された人生をいかに生きるのかは、生涯の中で極めて重大な意義を持つ。事故の結果、夫や子と意思疎通すらできなくなった精神的被害は極めて大きい」と述べた。原告側代理人の弁護士は「寝たきりだからといって命の値段が低いのかと提訴した。障害を持っていても健常者と同じように生きられる社会をめざす『ノーマライゼーション』の考えに沿った判決だ」と話す。

再発防止のための事例検討

ここで事例のポイントを整理！
① 担当看護師は入浴時にガーゼやテガダーム™で気管孔を保護するよう指導されていたが，永久気管孔であることは知らなかった
② 担当看護師は永久気管孔を塞いではいけないものだと知らずに，通気性のないサージカルドレープを貼ってしまった

　後で確認してみると，Cさんの気管孔は永久気管孔として造設されたもので，口や鼻から呼吸することは一切できませんでした。担当看護師はこのことを知らなかったのです。唯一，のどに開いた小さな穴から空気を吸うことができたCさんの気管孔が，通気性のないサージカルドレープで塞がれて，息を吸うことも吐くこともできず窒息状態となってしまったのです。もし手足が動いたり，発声機能が残っていれば，窒息して苦しい状況を看護師に伝えることができたのですが，OPCAという疾患のためにそばにいた看護師にさえ異常事態を伝えることができませんでした。

再発防止のためにできること

① 必要時に永久気管孔を保護する方法とその理由をスタッフに周知し共有する
② 患者が永久気管孔であることと，そのリスクを共有し注意喚起や対策を行う

●同様の事故が起こった別の病院の対応
　Cさんが永久気管孔を看護師に塞がれて障害を負ったこの裁判では，賠償金の多寡ばかりがクローズアップされ，事故の再発防止とい

う観点からの報道は見られませんでした。もちろん，D病院では医療安全の担当者らが，再発防止に向けた院内活動を行ったと思いますが，残念ながら他の施設への波及効果は乏しく，冒頭で述べたように，A県立病院でほぼ同様の事故が発生することになってしまいました。

それでもA県立病院は2011年12月の事故を真摯に受け止めて，事故発生から約2カ月後に看護教育や情報共有の強化などの再発防止策を盛り込んだ報告書をまとめ，保健所に提出します[4]。

報告書では「担当看護師に首の切開口が永久気管孔との認識がなく，フィルムシートで塞いだことが事故の原因であった」と結論づけています。患者のカルテには「喉頭がん」「気切孔あり」との記述があるものの，「永久気管孔」とは書かれておらず，口と鼻からも息ができると担当看護師が思い込んでいたために気管孔を塞いでしまったということです。さらに踏み込んで，病院全体として臨床現場での看護教育が不十分であったこと，カルテに依存し看護師間や医師との情報共有が不足していたことも付記されました。

そして再発防止に向けて，①全業務の見直しを進める改善推進本部の設置，②医師が講師を務める研修会の実施，③カルテに依存しすぎず，医師や看護師間で申し送りを行う際などに口頭で患者情報を再確認するなど，カルテの記載法指導や看護教育の強化の3点を速やかに実行に移すと発表しました。

前途ある若い看護師がこのような事故の当事者となり，不起訴処分になったとはいえ刑事事件として書類送検され，勤務先の病院は退職せざるを得なくなり，遺族からも恨まれる状況など誰も望んではいません。「看護師の指導や教育を徹底するべき」と言うのは簡単ですが，上記のように同じ事故が繰り返されてしまう現状では，再発防止はそう簡単ではないように思います。

● 「他人事ではない」事故を教訓とした取り組み

1つの取り組みとして，浜松市リハビリテーション病院の対応を取り上げます[5]。A県立病院の新聞記事を見たこの病院の医療安全管理

者は，「他人事ではない」と考えてすぐ行動に移しました。

　報道の翌日には新聞記事の切り抜き，永久気管孔の説明，職場でのケアや点検周知などを盛り込んだ「臨時医療安全ニュース」を各職場へ配付。そして約3週間後に開催された院内の医療安全管理委員会では，「気管孔を絶対に塞がないで！」と題した「永久気管孔安全管理カード」をベッドサイドに置くように提案します。それもなるべく目立つように，赤い背景のA4サイズの用紙に，大きな文字で注意事項を記載しました。さらに，携帯用に名刺サイズのカードも作って，患者の首から下げてもらうことにしました。

　このような注意喚起があれば，永久気管孔を塞ぐと窒息してしまうことを，担当する医療スタッフが適切に認識することができます。

　さらに事故の教訓が風化しないように，このカードを継続使用することを定めた運用規定も作成しました。ぜひとも多くの病院が同じような取り組みをすることによって，今回紹介した痛ましい医療事故を二度と繰り返さないようお願いしたいと思います。

引用文献

1) 呼吸用のどの穴，看護師誤ってふさぎ患者窒息死．読売新聞，2011/12/4．
2) 裁判所ウェブサイト：東京地方裁判所平成18年4月20日判決．http://www.courts.go.jp/hanrei/pdf/20060509104752.pdf (last accessed 2016/8/18)
3) 寝たきりから植物状態，医療事故慰謝料の減額認めぬ判断．朝日新聞，2006/4/20．
4) 県立中央病院の医療事故―再発防止策まとめる 報告書提出/愛媛．毎日新聞，2012/2/8．
5) 沖原由美子：永久気管孔安全管理カードの運用．http://partners.kyodokodo.jp/info/action/hospital/h121022_7_action22.pdf (last accessed 2016/8/18)

Case 13 異型輸血① 大学病院の事例

スキップされた複数の関門

　冷静になって考えてみれば起こるはずのない異型輸血。ところが看護事故の歴史を振り返ると，輸血ミスはこれまでに何度も繰り返されてきました。輸血事故の報道があるたびに，わたしたちは輸血に細心の注意を払うよう気を引き締めるのはもちろんとして，それに加えて複数のスタッフによる輸血直前のダブルチェックや，電子カルテと連動したバーコード認証などを活用し，ハードウエアの視点からも輸血事故防止対策を進めてきました。

　ところがいくら病院内のコンピュータ化が進んでも，輸血の最終場面には医療スタッフが介入するため，必ずや死角が存在します。そこでCase 13 では大学病院で起こった異型輸血の事例[1]を分析し，少しでも死角を減らすための教訓にしたいと思います。

事例：結腸静脈瘤からの出血で入院となった50歳男性

事例を読みながら考える3つの問い

① 緊急輸血を指示されたときに，定められている手順は何ですか？
② 輸血のバーコード認証でパソコンがうまく動かないときはどうしますか？
③ 輸血直前のダブルチェックを頼めるスタッフがいないときはどうしますか？

Aさんは50歳の男性で，肝硬変，糖尿病，糸球体腎症の既往があり，2008年から人工透析を行っていました。2011年1月11日に自宅で大量の下血があり，近医で上部および下部消化管の内視鏡検査を施行したものの出血の原因は分からず，精査・治療の目的で1月14日にB大学病院へ転院，救命救急センター集中治療室（emergency care unit：ECU）へ収容されました。

　その後も下血は続いて出血性ショックになるなど容態は悪化，造影CT検査で上行結腸から横行結腸にかけて腸管内に突出する静脈瘤が見つかり，これが出血源と考えられました。そこで止血目的で1月18日にバルーン下逆行性経静脈塞栓術（balloon-occluded retrograde transvenous obliteration：B-RTO）を行います。血管造影室内での処置は順調に進みましたが，B-RTOの終了間際15：20頃になって再び大量の下血があり，ヘモグロビンが5.6 g/dLまで低下したため，主治医から口頭で輸血の指示が出ました。

　直ちに赤血球濃厚液8単位が用意され，15：30から輸血が開始されます。ECU担当のC看護師がECUの血液製剤保冷庫から輸血バッグを持ってきたとき，血管造影室内には別のD看護師1名と医師が数名いました。すでに出血性ショックでしたので，「何で輸血いってないねん，早くいって」とD看護師は催促されます。とにかく急いで輸血しようと考えたD看護師は，近くに別の看護師がいなかったこともあり，2名のスタッフで行うべき輸血直前のダブルチェック（輸血バッグのラベルの患者氏名確認）をしませんでした。さらに不運なことに，この一分一秒を争う状況において電子カルテがうまく動作せず，バーコード認証をせず輸血バッグを接続しました。

　そして16：00，ECUに帰室したときにC看護師が，本来はB型の赤血球濃厚液を輸血するはずなのに，違う血液型の輸血バッグがAさんに接続されていることに気付き，異型輸血が発覚しました。

　翌日1月19日から肝機能障害を中心として全身状態が悪化し，維持的血液透析や人工呼吸器管理が開始されます。いったんは人工呼吸器を離脱し簡単な発語も見られるようになりましたが，1月29日か

事故当日	止血目的で静脈塞栓術を施行，終了間際の 15:20 頃再び大量の下血があり，ヘモグロビンが 5.6 g/dL まで低下し輸血の指示が出る。
同 15:30 頃	C 看護師は直ちに輸血バッグを血液製剤保冷庫に取りに行く。輸血バッグを手にした D 看護師は，近くに他の看護師がいないため，輸血直前のダブルチェックをスキップ，払い出し伝票も添付されておらず確認ができなかった。バーコード認証についても，電子カルテの不調により実施できず省略し，輸血を開始した。
同 16:00 頃	ECU に帰室した際に，C 看護師が異型輸血を発見。
翌日	維持的血液透析や人工呼吸管理を施行するも，肝不全など全身状態が悪化。異型輸血から約 1 カ月後に死亡。

図 13-1　事例の経過

ら再び人工呼吸器管理となり，肝機能の悪化や腹水が増加するなど肝不全が進行，2 月 17 日（異型輸血から約 1 カ月後）に永眠されました（図 13-1）。

　日本の医療をリードするべき大学病院で，決してあってはならない異型輸血が発生したのですから，その過失責任は重大です。病院側は事故直後から家族への謝罪，厚生局，警察署，保健所などへの報告とともに，外部委員を交えた事故調査委員会を開催して，事故の原因分析および再発防止策の提言を医療事故報告書にまとめました。

再発防止のための事例検討

> **ここで事例のポイントを整理！**
> ① 輸血バッグを持ち出す際に払い出し伝票を添付しなかった
> ② 一分一秒を争っているときに，電子カルテのバーコード認証がうまくいかなかった
> ③ ダブルチェックをしようとしたが，血管造影室には看護師が1名しかいなかった

●添付されなかった払い出し伝票

　B大学病院の輸血マニュアルでは，**輸血の払い出し伝票で患者へ正しい輸血が行われることを確認し，かつ輸血時にはバーコード認証を行うという手順**が定められていました。ところがこの2つの大事な安全弁が，「何で輸血いってないねん，早くいって」と急かされたためでしょうか，うまく機能しませんでした。

　まず第1の関門は，ECUの血液製剤保冷庫から輸血バッグを取り出して血管造影室へ運ぶところでした。ECU担当のC看護師は最上段の棚に置かれたB型輸血バッグを用意するべきなのに，間違えてその下の棚から別患者のA型輸血バッグを持ち出しました。

　たとえ間違った輸血バッグを用意しても，本来であれば次の段階で間違いに気付くはずです。ところが，払い出し伝票が輸血バッグに添付されていませんでした。後で調べたところ，払い出し伝票は保冷庫の扉にマグネットで止めてありましたが，「急がなくては」という気持ちが先行して，C看護師は払い出し伝票を添付せずに輸血バッグを血管造影室に運んでしまいました。

●省略されたバーコード認証

　次に輸血バッグを受け取った血管造影室担当のD看護師が，手順通りに輸血のバーコード認証をしようと電子カルテをのぞくと，パソ

コン画面が休止状態になっていたのが第2の問題でした。さらに，急いで電子カルテを起動しようとクリックした直後に，何とパソコンがフリーズしてキーボードが反応しなくなったのです。後の検証で，このとき電子カルテはすでにバックグラウンドで起動していたため，そうとは知らずに「二重起動」させてログイン不能に陥ったということが分かりました。

　仕方なくバーコード認証を省略し，輸血払い出し伝票による確認を行おうとしましたが，肝心の伝票が見当たりません。それでもヘモグロビン 5.6 g/dL と輸血は一刻を争う状況で医師からは「早く，早く」と催促される……。D看護師はついに別患者の輸血バッグをつないでしまったのでした。

●省略された輸血直前のダブルチェック

　二重の安全弁が働かなくても，輸血する直前に輸血バッグのラベルにある患者氏名を「自分の目」と「他人の目」でダブルチェックするのがB大学病院で決められていたルールでした。ところが，このときのD看護師の近くには他の看護師がおらず，このダブルチェックも行われませんでした。

　ラベルは輸血バッグの裏に貼付されており，しかもラベルの上が添付文書で隠されていて，患者氏名の印字は小さくて読みにくい。普段の日常業務でもほとんどラベルによる目視は利用されていないし，ECU内であれば誰か別の看護師に声を掛けてダブルチェックしてもらうけれども，今は近くに看護師はいない……。やむを得ない理由はいくつも挙げられました。

再発防止のためにできること

① 焦っていても決められた手順を実施する
② 不測の事態が起こったときこそ焦らない
③ 医療チームの協働によりダブルチェックを徹底する

●確認作業が存在する意味を理解すること

　大事な教訓は，重症患者を担当する病棟では輸血や劇薬，指定医薬品を使用する機会が多く，その取り扱いをめぐって「慣れ」が生じてしまう危険性です。比較的安全性の高い電解質液，抗菌薬の入った生理食塩水，カテコールアミンの点滴注射，今回のような赤血球濃厚液もすべて，投与する際は点滴ラインを経由するので接続や交換の手技は同じです。

　電解質液の点滴バッグを接続するときに複数のスタッフによってわざわざダブルチェックをしないのと同じように，一歩間違えると重大事故につながる輸血を他の薬剤と同様の感覚で実施していないかどうか，いま一度注意喚起をしてください。

　今回の事例では，さまざまな要因により，払い出し伝票の添付や，輸血開始前のダブルチェックが通常の手順通りに行われませんでした。輸血を取り扱うスタッフの「認識不足」，そこから派生するマニュアルを逸脱した個別判断で，このような大事な確認作業が省略されるような事態は絶対に回避しなければなりません。

●緊迫した場面での不測の事態にこそ焦らない

　輸血マニュアルを完備し，最先端の電子カルテやバーコード認証を導入した，日本を代表する医療機関で発生した事故ですが，わたしたちにとっても決して他人事ではありません。これだけの環境を整えても，異型輸血という事故が発生したことを，重く受け止める必要があります。

出血性ショックとなって緊急輸血が必要な患者を目の前にした「焦り」が異型輸血を誘発したことは紛れもない事実です。電子カルテの不具合という事態に加えて，守るべき複数のスタッフによる確認が省略され，別の患者の輸血であることに気付かずに輸血が開始されてしまいました。緊急を要する場面での不測の事態だからこそ，地に足の着いた堅実な対応をしなければなりません。

● 医療チームの協働によるダブルチェックの徹底
　輸血直前のダブルチェックの際に，他の看護師が見つからなかったためにダブルチェックを省略しましたが，血管造影室にいた医師に依頼して患者確認を行えば，間違いに気付いた可能性があります（最近では看護師と医師による輸血前のダブルチェックが浸透してきたものの，依然として看護師2名による確認を行っている施設も数多くあるようです）。

　輸血を口頭指示した医師も，「何で輸血いってないねん，早くいって」と言った直後に「ダブルチェックしてからだよ」と一言追加するだけで事故を防ぐ余地がありました。輸血は看護師の仕事で医師は関係ないなどと考えずに，担当するスタッフ全員がチームとして事故防止に取り組むべきです。

引用文献
1) 大阪市立大学医学部附属病院医療事故調査委員会：医療事故調査報告書. 2011. http://www.osaka-cu.ac.jp/ja/news/2011/files/20110613-2.pdf(last accessed 2016/8/18)

Case 14 異型輸血②
小児病院の事例

電子カルテ認証の落とし穴

Case 13 に続いて小児病院で起こった異型輸血の事例[1]を提示します。

事例：先天性心疾患手術後の新生児

事例を読みながら考える2つの問い

① 輸血マニュアルに示された手順（ダブルチェック）が守れないときはどうしますか？
② 輸血を注射器に分注して投与するときの注意点は何ですか？

　患者は出生直後の0歳児です。診断は食道閉鎖，心室中隔欠損症，心房中隔欠損症，動脈管開存症であり，まずは一期的な食道吻合術に続き，2014年4月11日に動脈管結紮，心室中隔パッチ閉鎖，心房中隔自己心膜パッチ閉鎖が施行されました。術後もICUで重篤な状態が続いて，肺高血圧クリーゼ，胸水貯留，感染症などに対し補助循環，人工透析，各種血液製剤の持続輸血が行われました。
　異型輸血が発生したのは，術後9病日，4月20日の深夜帯でした。前日に用意したA型の血小板濃厚液を，2名の看護師によるダブルチェックと電子カルテによるバーコード認証（輸血開始認証）を経て，3本のシリンジに分注します。このときICUの血小板震盪器には，別患者のO型血小板濃厚液のシリンジの入ったトレイも置かれてお

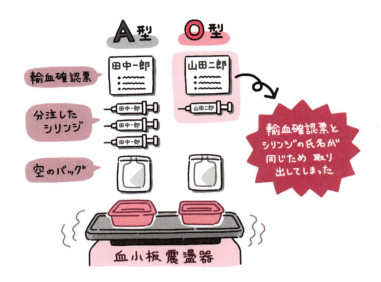

り，A 型と O 型の血小板濃厚液のトレイが震盪器内で混在する状態でした。

　その後患児の透析ブラッドアクセスでトラブルがあり，当直医らとともに問題を解決した直後の 6：00，血小板濃厚液が少なくなりシリンジポンプの残量アラームが鳴り始めます。そこで次の血小板濃厚液のシリンジ（A 型）を取りに行くのですが，ここで担当看護師は誤って別患者（O 型）のシリンジを手にしたのでした。このときシリンジにはビニールテープに手書きされた別患者の氏名が貼り付けてありましたが，その氏名と同じトレイ内の輸血確認票と氏名とが同一であったので「間違いはないだろう」と思い込み，そのシリンジをベッドサイドに持参します（イラスト参照）。

　もし成人であれば電子カルテによる輸血開始認証を行う手順ですが，新生児で輸血の量が少ないため 3 本のシリンジに分注して，その時点で電子カルテの認証手続きは終了していました。そして輸血直前にダブルチェックをしようと周りを見ると（当時の ICU には患者 6

治療の経過	出生直後の0歳児で食道閉鎖，心室中隔欠損症，心房中隔欠損症，動脈管開存症のため手術が行われる。術後は肺高血圧クリーゼ，胸水貯留，感染症など重篤な状態。補助循環，人工透析，各種血液製剤の持続点滴が行われる。
事故前日の深夜帯	A型の血小板濃厚液を2名の看護師でダブルチェックし，電子カルテでバーコード認証をしたのち，3本のシリンジに分注。別患者(O型)の血小板濃厚液と同じ震盪器に。
事故当日 6:00頃	血小板濃厚液が少なくなり，シリンジポンプの残量アラームが鳴った。新しいシリンジを取りに行くも，別の患者のシリンジを手に取ってしまう。シリンジを交換する際に他の看護師の姿が見えないため，ダブルチェックをせず投与。
同9:00頃	シリンジに貼付されている名前が別の患者のものだと気付く。異型輸血に起因するような臨床所見は現れなかったが，原疾患の悪化で5日後に死亡。

図14-1　事例の経過

名に対して4名の看護師が勤務)，担当看護師の視界内に他の看護師の姿は見えず，しかもアラームがうるさく鳴り響いているという焦りも手伝って，ダブルチェックをスキップして，誤ったシリンジを接続して異型輸血となってしまいました。

そのまま深夜帯の担当看護師は業務を続けて，日勤看護師への申し送りが始まった9:00に初めて，シリンジのビニールテープに別患者の氏名が書かれていることに気付きました。直ちに血小板輸血は中止され，血漿交換が開始されました。幸いにも異型輸血に起因するような臨床上の異常所見は出現しなかったのですが，患児は原疾患の悪化で異型輸血の5日後に死亡されました(図14-1)。

再発防止のための事例検討

ここで事例のポイントを整理！

① シリンジポンプの残量アラームがうるさく鳴り響いており，他の看護師は多忙ですぐには見つかりそうにないため，ダブルチェックを行わなかった
② 血小板濃厚液を3本に分注した時点で電子カルテの輸血開始認証は終了していたが，同じ血小板震盪器上に違う患者のトレイが混在する状態だった

●機能しなかった輸血マニュアルの安全確認手順

　この小児病院は，小児医療における高度・先進医療のフロントランナーとして数多くの実績を残してきました。そのような施設であっても異型輸血を根絶することが難しいのですから，わたしたちも事故を傍観するのではなく，再発防止に向けてその教訓をぜひとも活かしたいと思います。

　異型輸血から8カ月後に公表された事故調査報告書では，まず事故の根本的な原因として輸血時の確認作業が不十分であったことを挙げています。輸血マニュアルでは輸血時に複数回2名での確認作業（ダブルチェック）が定められ，さらに電子カルテで2回バーコード認証することが求められていました。今回の事故でも各段階で2名での確認作業は行われていましたが，最終的に輸血実施直前の2名での確認作業がスキップされてしまいました。さらに，別の患者のトレイが同じ血小板震盪器上にあったことも災いしました。

　また病院管理者は，輸血マニュアル通りに輸血が行われているものと信じていましたが，<u>実際の現場では安全確認より業務遂行の方が優先されていた</u>ようです。もしかしたら「異型輸血などめったにないのだから，多少マニュアル通りにいかなくても仕方がない」という雰囲気があったのかもしれません。しかし，こうした気の緩みが重大事故

につながるケースは決して少なくないことを，われわれ医療従事者は肝に銘じるべきだと思います。

●分注による電子カルテ認証の盲点

　次に問題点として浮上したのが，電子カルテによる確認作業が万能ではなかったという事実です。普段であれば輸血時に複数回2名で行う確認作業と，電子カルテによる2回の輸血開始認証で，異型輸血が入り込む余地はなくなるはずでした。ところが新生児の血小板輸血に際して出された，「濃厚血小板液を3つのシリンジに分注して投与する」という指示が事故の引き金となってしまいました。

　電子カルテによる輸血開始認証では，シリンジに分注する前の輸血バッグに基づいて患者確認を行うことになります。その際に，分注した最初の1本目は「輸血実施直前」の電子カルテ認証となっても，2本目以降は「輸血準備中」の電子カルテ認証となります。つまり，せっかく電子カルテを用いた患者誤認防止対策を導入しても，2本目以降は2回の電子カルテ認証ができないのです。

再発防止のためにできること

① 焦りを感じたときこそ冷静に，安全確認に要する時間を惜しんではならない
② 輸血は特別な意味を持つ処置であることを再認識し，マニュアルを逸脱した個別判断は絶対に避ける

●焦りを感じたときにこそ，冷静な対応を

　Case 13とともに提示した2つの異型輸血に関する事故（表14-1）に共通している大きな問題は，事故の当事者が「早く輸血をしなければならない」という強い「焦り」を感じていたことです。この事例では，出血傾向のある新生児の血小板濃厚液がなくなってアラームが

表 14-1 　2 つの異型輸血事故の経過

項目	大学病院	小児病院
輸血の開始理由	腸管内の静脈瘤処置中に大量の下血。	食道閉塞，心室中隔欠損症などの術後の重篤な状態。
事故当時の状況	重度のショック状態で焦りがあった。	シリンジポンプのアラームが鳴り響いていた。
準備時	血液製剤保冷庫から輸液バッグに払い出し伝票を添付せずに血液造影室へ運んだ。	バーコード認証後に 3 本のシリンジに分注し，別の患者のトレイと同じ血小板震盪器に置いた。
接続時	近くに看護師がいないため，ダブルチェックをしなかった。さらに電子カルテが不調でバーコード認証もスキップした。	近くに看護師がいないため，ダブルチェックをしなかった。

鳴っているのだから，「焦る」のはむしろ当然という見方もできます。
　しかし，複数のスタッフによるダブルチェックに要する数分を惜しむよりも安全確認を優先させなければならないのは論を待ちません。深夜帯とはいえ，当時の ICU には 4 名の看護師が勤務していたのですから，同僚の手が空くまで少しだけ待つ余裕が必要でした。

●分注による電子カルテの死角と個別判断の危険性

　シリンジに分注する前には，電子カルテによるバーコード認証をいつも通りに行い，決められた手順を踏んでいました。しかし分注された血小板濃厚液は，シリンジポンプにセットするまで別の患者のトレイの近くに置かれており，シリンジポンプのアラームに急かされて間違って別の患者のシリンジを手にしたのです。
　このような取り違えが起こるような状況になっていること自体が問題ですし，取り違えてもダブルチェックを行っていれば，間違いに気付くはずでした。複数の安全弁が設けられている輸血という処置の意味を今一度捉え直し，マニュアルを逸脱した個別判断がいかに危険で

あるかを再認識していただきたいと思います。

引用文献

1) 神奈川県立こども医療センター：事故調査委員会報告書. 2014. http://kcmc.kanagawa-pho.jp/medical/files/press141014_houkokusho.pdf (last accessed 2016/8/18)

コラム6

「うっかり」ミスは重大な過失か？

　本書で取り上げた看護事故には、どこの施設でも起きえる「うっかり」ミスが多く含まれています。滅菌精製水と消毒用エタノールを取り違えたり(Case 11)、血液型の異なる輸血をしたり(Case 13, 14)、点滴ラインのクレンメを閉め忘れたり(Case 15)、人工呼吸器の電源を入れ忘れる(Case 19)などの事故は、医療現場で働く看護師にとって「ついうっかり」していた単純ミスといえます。

　もちろん、そのような間違いを起こさないような緊張感や注意力が必要なのは言うまでもありませんが、うっかりミスの当事者たちを「重大な過失を犯した」として刑事罰を科すのは行き過ぎではないか、という声が法律関係者からも上がるようになりました[1]。

　なぜなら看護師や医師などの医療従事者は、患者の持つ疾病(危険な状態)と向き合いますが必ずしもよい結果を保証できるわけではなく、場合によっては身体に侵襲を加える医療行為そのもので別の新たな危険を招くことがあります。

　その過程では、いくら国家資格を持つ看護師や医師でも人間ですから、ちょっとしたミスであっても患者死亡という重大な結果を引き起こしかねません。それは患者やその家族にとって思いもよらぬ不幸な出来事であり、担当した看護師や医師への処罰感情も十分に理解できます。しかし誤解を恐れずにいえば、事故防止が不完全な医療システムの中でのうっかりミスは、たまたまその場に居合わせた医療従事者にとっても不幸な出来事といえるのではないでしょうか。

　本来あるべき姿は、不幸な事故を教訓にして再発防止策(手順をスキップすると警報が鳴ったり、薬剤を色分けして間違いを防いだりなど)を徹底することです。事故を生みかねない危険な医療システムの弱点を露呈させる当事者になった看護師や医師を、「重大な過失」があるとして処罰したり、個人責任を追及して犯罪者扱いしないような制度を強く望みます。

1) 井上清成：業務上過失致死罪の謙抑的適用はいかにあるべきか.
https://www.m3.com/news/iryoishin/87140 (last accessed 2016/8/18)

Case 15 クレンメ閉め忘れ・フリーフロー事故

まさか点滴が全開になるとは……

　病棟や外来業務に従事する看護師にとって，輸液の滴下量や速度を調整するクレンメ（クランプ）はおなじみの医療器具です。クレンメの語源はドイツ語の「留め具」であり，ローラークレンメ，ワンタッチクレンメ，スライドクレンメなどがあります。

　患者に点滴をするときは，あらかじめ定められた量に点滴速度を調整して，過不足なく滴下するのが基本です。ところがさまざまな要因によって滴下速度は変動する可能性があるため，厳密さが求められる場合には輸液ポンプを用います。特に指定医薬品，昇圧薬や抗不整脈薬などの劇薬を使用する際には，より慎重な対応が必要なことは言うまでもありません。

　その一方で，輸液ポンプに関連したヒヤリ・ハットの報告数は，皆さんの施設でも常に上位にランクされるのではないでしょうか。代表的な事例は，輸液の予定量と投与速度を逆に入力するような「指示数値の入力ミス」，患者の輸液を更新する際の輸液ポンプの「開始ボタン押し忘れ」，あるいは「クレンメ全開のままドアを開放」といったものです。おそらく読者の皆さんもこれまでに同じような事例を少なからず見聞きしていることでしょう。

　Case 15 では，上記の中でも深刻な事態に発展しかねない**クレンメ閉め忘れ・フリーフロー事故**（2008 年 12 月 16 日仙台地方裁判所）[1]を取り上げて，いま一度看護業務の基本を再確認したいと思います。

事例：難治性胸水の 64 歳男性

事例を読みながら考える 3 つの問い
① 点滴ラインを輸液ポンプから外す際は，何に注意しますか？
② 持続点滴実施中の患者の転院受け入れ時はどのような点に気を付けていますか？
③ 輸液ポンプの事故防止に向けてどのような対策を取っていますか？

　A さんは 64 歳の男性で，職業はボイラー技師でした。既往症として幼少時の気管支喘息，6 年前に患った胃潰瘍などがありました。喫煙は 1 日 20 本以上，数年前に肺炎で入院治療が行われて以来，医療機関への通院はありませんでした。

● 救急搬送先から C 大学病院への転院

　2003 年 11 月 7 日の早朝，自宅で「ドサッ」という音に家族が気付いて駆けつけると，A さんは呼吸が荒く失禁状態で倒れていました。B 病院に救急搬送されたときの意識レベルは JCS で 3（刺激しないで覚醒しているが，自分の名前や生年月日が言えない），アルコール臭があり，喘鳴が顕著で会話はできませんでした。診断は「右胸水（原因不明），アルコール性肝障害」であり，直ちに入院治療が開始されました。

　さまざまな治療にもかかわらず胸水は難治性でしたので，C 大学病院呼吸器科への転院が検討されます。紹介状に記載された B 病院からの具体的な病状説明は，「右胸水でドレーンが挿入されており，難治性胸水治療のため転院を依頼したい。入院直後に VT（心室性頻拍）がでたので現在もキシロカインを投与中，酸素は投与していない，（中略）不穏がたまにあるがセレネースで管理可能である」（判決文より引用）というものでした。

2004年1月14日11：00，AさんはB病院のD医師の付き添いの下C大学病院に出発しました。このときAさんには中心静脈カテーテルや胸腔ドレーンが挿入され，救急車内では不穏行動が見られましたので，外来診察室を経由することなく病棟にストレッチャーのまま直接搬送し，日勤の看護師3名が受け入れに当たりました。

●ベッドへの移乗時にリドカインがフリーフロー状態に

　病室への到着時，Aさんは手足をばたつかせ起き上がろうとする動作をし，意味不明な声を出していました。Aさんをストレッチャーからベッドに移動させるため，C大学病院のE看護師はストレッチャーの脇にある点滴棒から高カロリー輸液とキシロカイン®（リドカイン塩酸塩，以下リドカイン）ボトルを外してベッドサイドの点滴台に移そうとしました。

　このときリドカインボトルは輸液ポンプに接続されていたので，D医師に「フリーにしていいですか」と聞いたところ，「いいです」と返答があり，E看護師はクレンメを閉じずに輸液ポンプからラインを外して，点滴スタンドにリドカインボトルを掛けました。このときは，不穏状態のAさんをストレッチャーから転落しないようにすばやくベッドへ移動させることが優先され，E看護師はクレンメを閉じるという大事な作業を割愛してしまいました。これにより，点滴は一時的にフリーフロー（全開）状態となりました。

　そして3名の看護師がAさんの背中に手を入れて，ストレッチャーからベッドへとAさんを移しました。続いてE看護師が点滴ラインを輸液ポンプに接続しようとしたとき，リドカインの残量がごくわずかになっていることに気付き，点滴ラインのクレンメを閉鎖しました。E看護師の記憶ではベッド移動に要した時間は1分程度で，リドカインがフリーフローになっていたのは，10秒程度でした。

　ところが，その直後にAさんは口から泡を吹いて全身のけいれん発作が出現し，チアノーゼが著しく昏睡状態となります。経皮的酸素飽和度（SpO_2）は70％台前半まで低下し，血圧は触診で90 mmHg，間

入院後の経過	自宅で倒れ救急搬送。JCS 3 で右胸水とアルコール性肝障害が認められたため，B 病院へ緊急入院。その後，胸水が難治性のため C 大学病院へ転院することに。入院直後から VT があり，リドカインを投与，不穏のためにセレネース®（ハロペリドール）を使用。
事故当日	B 病院の D 医師付き添いの下，C 大学病院へ搬送。救急車内で不穏行動が見られたため，ストレッチャーのまま病室へ搬送。
病室到着後	ベッドに移動させる際に D 医師に許可を得た上で，C 大学病院の E 看護師がリドカインボトルを一時的にフリーフローにして点滴を輸液ポンプから外す。
その直後	全身のけいれん発作が出現，間もなく心肺停止。蘇生措置により心拍は再開するも意識は回復せず，約 3 カ月後に肝不全や呼吸不全が進行し死亡。

図 15-1　事例の経過

もなく心肺停止となりました。気管内挿管，ボスミン®（アドレナリン）静注，カウンターショックなど一連の蘇生措置により心拍と自発呼吸は再開したものの，意識は回復しませんでした。その後，肝不全や呼吸不全が進行性に悪化，A さんは事故から 3 カ月半後の 4 月 30 日に死亡しました（図 15-1）。

その後の展開

●大学病院側は謝罪から方針転換

1 月 31 日（事故から 2 週間後）に C 大学病院幹部から家族に対して，「看護師がクレンメを閉めなかったため，リドカインが急速に体内に注入され，過剰投与となった可能性が高い」という最初の説明と謝罪が行われました。

そして，Aさんの死亡から約3カ月後（事故から6カ月後）の7月29日に，「リドカイン投与に伴う医療事故の調査報告書」が提出されます。それによると事故原因は，「看護師が輸液ポンプから点滴ラインを外した際にフリーフロー現象が生じ，一過性に少量のリドカインが急速注入され，結果的に一時的な心肺停止状態を引き起こす量に相当してしまった」という結論でした。

C大学病院が行った急速注入の再現実験によると，リドカインボトルを高さ130 cmに設定し，30 cmの中心静脈カテーテルを経由した場合の滴下薬液量は15 mL/分でした。もしE看護師の記憶通りフリーフローだった時間が10秒程度とすれば，せいぜい2 mLのリドカインが注入されたに過ぎません。50 mLの薬液がすべて体内に入るには，フリーフローを3分以上も放置しなければならない計算になります。

そのためC大学病院側は，「点滴ラインのクレンメを閉め忘れたのは確かだが，そもそも急速注入されたリドカインはたったの2 mL程度であり，転院するまでのB病院でリドカインが漫然と投与され続けたことがリドカイン中毒の原因だ」と結論づけ，事故は死亡原因ではないとします。

● 遺族とB病院の反発から裁判へ

いったんは事故の責任を認めて遺族に謝罪した後の方針転換でしたので，遺族およびB病院側が態度を硬化させたことは言うまでもありません。

D医師や遺族は，搬送中の救急車内で残量50 mL程度のリドカインを確認しているし，ベッド移動直後にリドカインボトルが空になっていたことから，ごく短時間の間に50 mLのリドカインがフリーフローで急速注入されたのが死亡原因だと反論します。実際に容態急変直後（1月14日11：30）に採血したリドカイン血中濃度は7.6 μg/mLと高値だったので，死亡原因はクレンメ閉め忘れによる大量注入であるという主張です（リドカインの安全域は3 μg/mL以下であり，

5 μg/mL 以上で中枢神経症状が出現，10 μg/mL 以上でけいれんなどの重篤な症状が出現）。

　Aさんの遺族，B病院，そしてC大学病院の言い分には隔たりが大きく，解決の糸口は見いだせませんでした。結局遺族は合計5998万円の賠償金を求める裁判を起こし，B病院は遺族側に補助参加するという立場で，C大学病院と全面的に争うことになりました。

●裁判所の判断

　この医療事故はB病院から不穏状態で救急搬送されたAさんを，入院ベッドに収容するまさにそのときに起こりました。まだ申し送りすら行われておらず，今後の治療を担当する主治医は不在で，患者の背景も点滴内容も詳細には分からない状況でした。そうすると容態急変時のAさんは，C大学病院の病棟ベッドにいたとはいえ，いまだ紹介元のB病院の管理下にあったと見る方がむしろ自然ではないかとさえ考えられます。

　しかも輸液ポンプから点滴ラインを外す際に，E看護師は「フリーにしてもいいですか」とB病院のD医師に許可を求めて了承されていました。となれば当時の状況でリーダーシップを発揮するべきなのはD医師であり，その指示の下に看護業務を行っていたのだからE看護師には過失はない，というC大学病院の主張にも説得力がありました。

　また重要な情報として，E看護師が輸液ポンプのドアを開放したとき，通常であれば作動するはずの警報音は鳴りませんでした。つまり，リドカインの輸液ポンプは停止ボタンが押されるなどしてそのとき機能していなかった疑いがあるということです。

　当時リドカインの注入速度は9 mL/hに設定され，転院前のリドカインボトル更新時刻から計算すると残量は50 mL程度のはずでした。したがって救急車内で不穏状態となって体外にほとんどのリドカインが漏れ出てしまったか，救急車で搬送中に急速注入されてしまい，その影響がベッド移動直後のけいれん発作として顕在化したのではない

かとC大学病院は推測しました。

ところが裁判官は，C大学病院に賠償金5080万円の支払いを命じました。判決では看護学生用の教科書が引用され，「**輸液ポンプを外す前にクレンメを閉じるのは看護師としての基本的な注意義務**」であり，「いかなる事情があろうとも基本的な注意を怠ったのは重大な過失である」という，E看護師個人への責任追及となりました。つまり事故を生み出す背景がどうであれ，クレンメを閉め忘れた看護師が悪い，不注意で看護の基本を守らなかったのが原因だという個人的な責任論が展開されました。

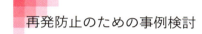

再発防止のための事例検討

> **ここで事例のポイントを整理！**
> ① 点滴を「フリーにしていい」との医師の許可を得て，一時的に点滴が全開となった
> ② 輸液ポンプの状態は未確認のまま，病棟でストレッチャーからベッドへ移動を行った
> ③ クレンメを閉じるという基本事項の遵守に対して組織的な対策が講じられていなかった

点滴ラインが輸液ポンプに装着されている状態では，輸液ポンプによって流量が調節され，クレンメは全開です。もしクレンメを閉じずに輸液ポンプから点滴を外すと，ボトル内の点滴液がフリーフローの状態で患者の体内に流入することになるのは，誰もが知っていなければならない基本事項です[2]。

当時の状況は，事前情報としてリドカインが輸液ポンプで持続点滴されていると知らされず，しかも手足をばたつかせる不穏状態でしたので，申し送りをする前に病室へ収容されています。搬送の途中で転倒・転落事故が起こっては大変ですから，速やかに病室のベッドへ移

動させようと考えたのでしょう。B病院から装着されていた輸液ポンプも大学病院の機器に交換しなければならないので，居合わせたB病院のD医師へ「フリーにしていいですか」と許可を取り，移動を完了させています。おそらくE看護師は原則としてクレンメを閉じなければならないことを知りながらも，医師の了解も得ているという安心感も手伝って，患者の安全な移動を優先し，短時間ではありますが点滴がフリーフローとなってしまいました。

　これに対して裁判所の判断は厳しく，看護学生でさえ教わるような基本的な注意義務に違反した「重大な過失」があったと断定しました。

再発防止のためにできること

① 輸液の手順は絶対に省略しない
② 患者情報を把握し，「想定外」を減らすために申し送りを徹底する
③ 組織としてコストをかけることも含めた安全対策を検討する

●「いつも通りの手順」の重要性

　これまで繰り返し強調されてきたことですが，注射や輸液など危険と常に背中合わせの看護業務を担当する看護師にとって，安全のための手順（今回の例でいえば，輸液ポンプから点滴を外す場合は必ずクレンメを閉めるなど）は絶対に省略してはならないものです。いついかなる状況でも手順の遵守を徹底するべきであり，今回の事例に見られたような，クレンメを閉め忘れて輸液ポンプのドアを開け，点滴がフリーフローになるという事態は，絶対に避けなければなりません。

●申し送りで患者のリスクを把握する

　忙しい中でも気持ちに余裕があれば，安全のための手順をしっかりと思い出して看護業務を行うことができるでしょう。ところが，次々

と想定外の出来事に遭遇してしまうのが，わたしたちの働く医療現場の日常です。

　そうであればなおさら，「想定外」の影響を少なくする配慮が必要です。Aさんの例でいえば，なるべく早く病室へ収容したいという気持ちは理解できますが，到着した時点で最低限の申し送りを受けるべきでした。申し送りにより，リドカインを輸液ポンプで持続点滴しているという事実，救急車内でも不穏状態であったことが伝われば，より一層輸液ポンプの取り扱いには慎重になり，いつも通りの手順を実施できた可能性があります。

●組織としての安全対策

　もう1点大切なことは，事故の責任を当事者に押しつけるのではなく，組織として事故防止を考えることです。

　同様のフリーフロー事故は，これまでにも数多くの病院で繰り返されてきました。それを受けて医療機器メーカーも積極的に安全対策を講じるようになり，一部の輸液ポンプには「**アンチフリーフロー機構**」が装着されています。これは輸液ポンプのドアを開けると自動的にロックが掛かる仕組みで，クレンメの閉じ忘れによるフリーフローのリスクを軽減することができます。

　ただしこのような医療機器は従来よりもコスト高となり，そう簡単に導入できるわけではありません。もう少し手軽な方法としては，輸液ポンプのドアを開ける直前に注意を喚起する工夫があります。例えば開閉ドアの操作部位に赤字で「クレンメ閉鎖」や「フリーフロー注意」と記載されたメモやカードを装着するなどの取り組みによっても，事故防止には一定の効果があると思います。

　また，重大な事故が発生するたびに，手間のかかる対策が検討され，多忙な現場の皆さんからはため息が聞こえてきそうです。しかし，過去の教訓を活かすことなく同じ事故を繰り返すのは大問題です。皆さんの施設でも再度確認をお願いしたいと思います。

引用文献

1) 裁判所ウェブサイト：仙台地方裁判所平成20年12月16日判決．
http://www.courts.go.jp/app/files/hanrei_jp/176/037176_hanrei.pdf (last accessed 2016/8/18)
2) 横井郁子，荒井有美：輸液ポンプ操作のうっかりミス．川村治子（編）：注射・点滴エラー防止―「知らなかった」ではすまない！　事故防止の必須ポイント．pp116-119，医学書院，2007．

Case 16 防腐剤を内服指示！？

あいまいな指示と知識不足が生んだミス

　病院や診療所にはさまざまな薬品が備えられています。患者の治療に必要な経口薬や注射薬はもちろんのこと，消毒薬や検査薬，蒸留水や生理食塩水など，数えるだけでも大変な種類になります。

　これらの薬品は適切に使用さえすれば診断や治療に大きく貢献します。ところが忙しい業務の中では，薬品の種類や投与方法を間違えそうになったり，他の患者の薬を渡しそうになったりするなど，いくら注意を払っていても誤薬の危険性とはいつも背中合わせです。皆さんにもこれまでの看護業務の中でヒヤリとした経験の1つや2つはあることでしょう。

　そこでCase 16では蓄尿時に用いる防腐剤のアジ化ナトリウム*を経口薬と間違えて患者に服用させたという事故(2008年2月18日東京地方裁判所)[1]を紹介します。この機会に薬剤誤投与の危険性を再度確認し，皆さんの施設では同じような事故を絶対に起こさないという覚悟の下で，日々の看護業務を行ってほしいと思います。

＊アジ化ナトリウム：ナトリウムと窒素の化合物。無色ないし白色の板状結晶で水に溶けやすい。主に車のエアバッグのガス発生剤や青酸硫黄検出の試薬として使われ，以前は木材の防腐剤などにも使われた。人が飲むとけいれんや血圧低下を起こし，体重50 kgの人の場合，約1.5 gで半数が死亡するとされる。ポットなどに混入される事件が一時相次ぎ，1999年1月に毒物及び劇物取締法の毒物に指定された。

事例：糖尿病で教育入院となった53歳女性

> **事例を読みながら考える2つの問い**
> ① 尿中Cペプチド検査の際にアジ化ナトリウムを使う目的を知っていますか？
> ② 同僚から「患者さんにこれをお願いします」と薬剤を渡されたらどうしますか？

　Aさんは3人の子どもを持つ53歳の専業主婦で，約7年前から糖尿病と診断されていました。近くのクリニックで治療が開始されたのは約2年前でしたが，糖尿病のコントロールはよくなく，2004年2月3日の血液検査の結果は血糖値267 mg/dL，HbA1c 14.9％でした。合併症として糖尿病性網膜症，糖尿病性腎症，糖尿病性神経障害も発症しており，糖尿病の症状は比較的重度と考えられていました。

　その後も過食が続いて検査データの改善もないため，インスリン導入と厳格な食事指導の目的で2004年7月12日，B市民病院に教育入院となりました。

●アジ化ナトリウムを内服指示！？

　そして入院中の7月29日，主治医からインスリンがどの程度膵臓から分泌されているのかを測定するための尿中Cペプチド検査のオーダーがありました。担当のC看護師は蓄尿の準備を始めました。

　蓄尿びんにためた尿には細菌が繁殖しやすくなるという特徴があります。そのため尿検査をする際には，細菌によって尿の成分が影響を受けないように蓄尿びんへ防腐剤や保存剤を入れておくことになります。そこでC看護師は16：10に防腐剤のアジ化ナトリウムを院内の検査科まで取りに行きました。

　16：25，検査科から病棟に戻ったC看護師は「**Aさんの蓄尿を行うのでこれをお願いします**」と言って，アジ化ナトリウム入りの薬包

入院時	血糖コントロール不良のため，インスリン導入と厳格な食事指導の目的で教育入院。
入院から約2週間後（事故当日）	インスリン分泌量の評価のため，尿中Cペプチド測定のオーダーがあり，担当看護師Cが蓄尿の準備を開始。検査科で薬包紙に入った防腐剤のアジ化ナトリウムを受け取り，病棟へ戻る。
同 16:25	C看護師はD看護師に薬品を手渡し，口頭で引き継ぐ。D看護師は内服薬と勘違いし，Aさんに内服を指示する。
その直後	Aさんに全身硬直性けいれんなどが出現し，容態が急変。低酸素脳症となり高次脳機能障害が残存，常時介護が必要な状態に。

図16-1　事例の経過

紙をAさん担当のD看護師に託しました。そう言われたD看護師はAさんの元へ行き，ベッドサイドで「これを飲んでください」と言って，アジ化ナトリウム入りの薬包紙をAさんへ手渡したのです。

　アジ化ナトリウムは毒物及び劇物取締法における毒物に指定されていて，内服することなど絶対にあってはいけません。渡された薬包紙の中身を糖尿病薬と思ったAさんは，指示された通りにアジ化ナトリウムを服用します。その直後から全身硬直性けいれん，意識障害，血圧低下などの中毒症状を起こして容態は急変。翌日には大学病院のICUへ転送されましたが，低酸素脳症による脳の障害は広範囲に及びました。

　約1年後に症状固定と判断されたときには，会話は不可能で，改訂長谷川式簡易知能評価スケールも施行できないほど高次脳機能障害が残存しました。手足に明らかな運動麻痺こそないものの，四肢の固縮が進行し，日常生活には常時介護が必要な状態となってしまいました（図16-1）。

その後の展開

●賠償金額をめぐる意見の隔たり

　絶対に内服してはいけないアジ化ナトリウムを，看護師の誤った指示で服用してしまった事故ですから，Ｂ市民病院と看護師の責任は重大です。事故直後から全面的に非を認めて家族へ謝罪し，解決へと向かうはずでした。

　ところが，賠償金額をめぐってＢ市民病院と家族との折り合いがつきません。Ａさんの家族にしてみれば，糖尿病を患っていたとはいえそれまでは元気だったＡさんが，看護師のミスにより意思疎通もできない寝たきり状態になったのですから，過酷な介護をこなしながら家族が暮らしていけるだけの十分な金銭的補償を要求しました。これに対して，Ｂ市民病院はできる限りの誠意を見せたものの，支払う賠償金にも限度があると考えていました。

　双方の意見が大きくかけ離れた原因は，すでに糖尿病性網膜症や糖尿病性腎症，さらには糖尿病性神経障害といった合併症を発症していたＡさんの余命に対する認識の違いでした。「血糖値のコントロールが不十分な糖尿病性腎症の患者は，平均して63～64歳で死亡する」というデータを基にＢ市民病院側が主張した賠償期間は，症状が固定した54歳からの9年程度でした。しかし家族側は，事故後は糖尿病のコントロールが安定していたという事実から，54歳女性の平均余命である85歳までの31年分の介護費用を要求し，訴訟を起こします。訴訟以前にＢ市立病院から約5000万円の弁済金が支払われていたものの，合計1億3016万円に及ぶ損害賠償請求となりました。

●裁判所の判断

　そもそもこの事例は，絶対に内服させてはいけないアジ化ナトリウムを「うっかり」経口から飲むように指示したという点で，Ｂ市民病院および看護師側に100％の過失責任がある薬剤誤投与事故です。裁

判では賠償金額の妥当性が争われ，双方の主張が異なる余命については，原告側 31 年と被告側 9 年の間を取って 20 年とされました。それ以外はほぼ原告の主張をそのまま認めて，合計賠償額は 9886 万円となりました。

再発防止のための事例検討

ここで事例のポイントを整理！
① 絶対に内服してはいけないアジ化ナトリウムが内服薬と同じ薬包紙に入っていた
② C 看護師はあいまいな指示で薬包を渡し，D 看護師はそれに対して確認の返事をしなかった

「まさかアジ化ナトリウムを内服するなんて」……事前に準備をした C 看護師のみならず，医療スタッフであれば誰でも「あり得ない事故」だと思うでしょう。防腐剤であるアジ化ナトリウムを蓄尿検査で用いるとすれば，蓄尿びんに入れるのは当たり前です。「間違えるはずはない」と思い込んで，C 看護師は詳しい説明をしないまま，「これをお願いします」とアジ化ナトリウム入りの薬包紙を D 看護師に渡しました。つまり「あうんの呼吸」で業務を引き継いでしまったのです。

指示を受けた D 看護師は，「C ペプチドの蓄尿検査ではアジ化ナトリウムを使用する」とは認識していました。ところが，「アジ化ナトリウムをなぜ使うのか」という理由についてははっきり理解しておらず，しかも内服薬と同じように薬包紙に入った状態で渡されたので，条件反射で「これを A さんに内服してもらえばよい」と考えました。C 看護師と D 看護師の認識に生じていたギャップは解消されないまま，深刻なコミュニケーション・エラーから悲惨な事故に発展したのです。

本来ならばもう少し踏み込んで，再発防止に向けた司法からの提言を望みたいところです。そうでないと，当事者以外の医療スタッフにこの事故の教訓をフィードバックするのは難しく，今後も同じような事故が繰り返される危険があります。

　しかし，わが国の裁判はエタノール事件の Case 11 でも言及した通り，当事者に過失があるのか，もしあればどのくらいの賠償責任が発生するのかを判断するにとどまり，事故を生み出す背景の精査や再発防止策は対象外です。したがって，同じ事故が繰り返されないように再発防止に取り組むのは，われわれ医療従事者の責務といってもよいでしょう。そこで以下に述べる再発防止策については，ぜひ考慮していただきたいと思います。

再発防止のためにできること

① 指示された処置における「最も危険な事態」を想像する
② あいまいな口頭指示はそのまま受けず丁寧な復唱で確認する

●処置の意味を理解する

　過去を振り返ると，聞き間違いや思い込みによるミスを根絶するのは容易ではありません。例えば，ワソラン®(ベラパミル塩酸塩)「半筒(はんとう)」の口頭指示を復唱したにもかかわらず，「3筒(さんとう)」と聞き違えて6倍量のワソラン®を静注し患者が死亡した事故があります。

　この場合，3筒(さんとう)をアンプルカットして注射器に詰めるという深夜の口答指示を受けたところで，「えっ，一気に3アンプルも？　それも深夜帯に！」という考えがよぎるだけでも，次のアクションに移れた可能性があります。また，たいていの薬剤は一度に1アンプルを使うのが標準ですから，医師からの指示を忠実に守るばかりではなく，「ワソラン®"さんとう"」と認識した時点で，「ワソラ

ン®のアンプル3本もですか？」と聞くことができるよう，少しだけ思考パターンを変える工夫をしてみて下さい。さらに「ワソラン®が多すぎると脈が遅くなる」という知識にまでたどり着ければベストです。

　これらの事故の背景には，深夜の出来事であったとか，慢性的な人手不足，多忙でやることが山積み，体調がたまたま悪かった……というようなやむを得ない事情をいくつも挙げることはできるでしょう。だからといって，患者に有害な出来事は不可抗力ばかりではなく，プロフェッショナルの本領を発揮すれば相当な範囲で未然に予防できるはずです。

　この場合まじめなスタッフにありがちなのが，「より一層気を付けよう」とか，疲れていても「頑張って乗り切ろう」というような考え方ですが，闇雲な根性論を展開しても現場の負担がさらに増えるだけでしょう。

　事故の当事者となったD看護師も，蓄尿で使うアジ化ナトリウムのことは知っていたものの，アジ化ナトリウムを「なぜ」使用するのかまでは深く考えませんでした。しかも内服薬と同じ外見の薬包紙に用意されたアジ化ナトリウムであれば，内服してよいものだと勘違いするのもある意味で仕方のないことでした。

　それでも事故を回避するためには，「アジ化ナトリウムで注意しなければならないことは何だろう」と一瞬立ち止まってください。もし知識がなければ勇気を出して，「これはなぜ使うのですか」と質問していれば，「蓄尿びんの尿が変性しないように加えておく薬」という答えが得られるでしょうし，「そういえば電気ポットへの毒物混入事件(1998年)でも話題になった薬なのよ」という会話に発展していたかもしれません。

　さらに重要な事実として，この事件が起こった2年前の2002年1月31日に，京都の病院でアジ化ナトリウムを内服した男性が翌日に死亡するという新聞報道がありました[2)]。こうした過去の教訓はぜひ活かすべきです。

●口頭指示の危険性をカバーする「復唱」

　医療安全の研修では、**口答指示に潜む危険性**や**復唱の重要性**を繰り返し学習しているはずです。今回の事例でも、「Aさんの蓄尿を行うのでこれをお願いします」という指示を「あうんの呼吸」で受け流さず、「この薬（アジ化ナトリウム）を内服ですね」と復唱していれば、「何言ってるの？　蓄尿びんに入れるのよ」という会話により事故を水際で防ぐことができたと思います。

　また病院の外に目を向けると、鉄道、航空、建設、製造業など幅広い業界で、事故防止のためにさまざまな工夫が凝らされています。その中でも医療に応用できる取り組みが、安全確認の一環として行われる「指差呼称」です。

　例えば製造業では、工場内で通路を横切るとき、「右ヨシ、左ヨシ、前ヨシ」と声を出しながら人差し指で右・左・前を差し、安全を確認してから横断するという指差呼称が日常的に行われています。こうした光景は部外者にとっては一見無意味に見えるかもしれませんが、その効果は絶大です。なぜなら人間の意識レベルを5段階のフェーズに分けた「フェーズ理論」によれば、対象を指で差し、声に出して確認する行動によって、意識レベルは「フェーズⅢ（脳が活発に動き、思考が前向きな状態）」に上がり、緊張感、集中力が高まり危険防止につながるからです。

　鉄道総合技術研究所の実験では、「指差しも呼称もしない」場合の操作ボタンの押し間違い発生率が2.38％であったのに対し、「呼称のみ行った」場合の押し間違いは1.0％、「指差しだけ行った」場合の押し間違いは0.75％、「指差しと呼称をともに行った場合」の押し間違いは0.38％でした。つまり指差呼称を行うことで、何もしない場合に比べて間違いを約1/6に減らすことができるのです[3]。また医療の分野においても、広島大学大学院の研究により、前頭葉のHV（血中酸素化ヘモグロビン変化量）測定の結果、与薬の準備段階で指差呼称による確認作業をすることが、観察の怠慢、誤判断を回避する手段として有効であることが示されました[3]。

普段の医療現場でいちいち指差呼称をしたり，指示を復唱して確認することは，照れくさかったり，面倒であったり，場合によっては「何回も言わせないで」とお叱りを受けることにもなりかねません。それでも今回紹介した事例を含めて，単純ミスが繰り返されている現状を改善するためには，安全確認はとても重要な作業であることを決して忘れないでください。

引用文献

1) 裁判所ウェブサイト：東京地方裁判所平成20年2月18日判決．http://www.courts.go.jp/hanrei/pdf/20080225110034.pdf（last accessed 2016/8/18）
2) アジ化ナトリウム誤って服用させ患者死亡．毎日新聞，2002/3/2．
3) 厚生労働省ウェブサイト：安全衛生キーワード—指差呼称．http://anzeninfo.mhlw.go.jp/yougo/yougo72_1.html（last accessed 2016/8/18）

Case 採血による神経損傷は不可抗力？

医療ミスと判断された採血事故

　「献血ミス　採血針で神経を傷つけられ女性の右腕まひ　7180万円で和解」2009年4月19日に報道されたこのセンセーショナルな事件は，採血1回の損害賠償として過去最高レベルとなりました。被害者は40歳代の女性で，看護師が右肘の血管に採血針を入れたものの手間取り，別の看護師に交代。女性は鋭い痛みを感じたので「やめてください，別のところにしてください」と求めたものの「大丈夫です」と言って取り合わず，約20分間にわたって針を動かし続け，結局採血はできませんでした。

　やがて傷ついた神経が過敏になって右手ばかりでなく，足がしびれたり激しく痛んだりする反射性交感神経性ジストロフィー（RSD）＊を発症したということで，約1億3000万円の損害賠償を求める裁判へと発展します。献血に伴う合併症には救済制度がありこの女性へは数百万円の提示がありましたが，納得してもらえませんでした。

　採血といえば日常茶飯事の看護業務です。1回目の穿刺でうまく静脈に当たればよいのですが，針が血管から逸れたり，向こう側に突き抜けたり，血液が漏れて青く腫れたり，患者が痛そうに顔をしかめたりなど，苦い経験は誰にでもあるでしょう。たいていは大きな問題へ発展するこ

＊反射性交感神経性ジストロフィー（reflex sympathetic dystrophy : RSD）：最近では複合性局所疼痛症候群（complex regional pain syndrome : CRPS）と呼ばれている。腕や足などに，激しく，焼けるような耐え難い痛みが慢性的に出現するのが特徴。きっかけとなるのは外傷，打撲，骨折などによる神経の損傷だが，症状に不釣合いなほど軽いけがでも発症することがあり，そのメカニズムはよく分かっていない。

となく無事採血を完了できますが，採血後に痛みやしびれが長引くこともあります。とはいっても，注射する部位の神経が外表面から見えるわけではありませんので，わたしたち医療スタッフから見ると注射針による神経損傷はまさに不可抗力といえます。

ところが，それまで問題のなかった腕に採血後の神経症状が残存すると，患者に「不可抗力」と理解してもらうのは容易ではありません。そこでCase 17では，健康診断の採血で重度の後遺障害が残った裁判例（2006年5月31日仙台高等裁判所）[1]を取り上げて，どういう採血事故が医療ミスと判断されるのかについて考えてみたいと思います。

事例：定期健康診断で採血を受けた36歳女性

事例を読みながら考える3つの問い

① 採血の部位や方法は適切ですか？
② 採血中に患者が痛みを訴えたらどうしますか？
③ 採血の手順に決まった方針やマニュアルはありますか？

Aさんは36歳の女性で，教諭として養護学校に勤務していました。1994年7月18日に定期健康診断のためB健診センターを受診しました。このとき右肘から採血が行われ，担当の看護師は上腕部を駆血帯で縛って高さ7～8 cmの肘枕に乗せ，最も分かりやすい血管を指で触れアルコール綿で消毒し，肘を伸ばした状態で，右肘内側にある右肘正中皮静脈に22ゲージの注射針を刺入しました。

ところが採血中に激しい痛みを訴えたため，検査に必要な血液量6 ccの半分の3 ccを採血したところで看護師は採血を中止，注射針を抜去しました。このとき近くにいた同僚の教諭はAさんの「痛い，やめてほしい」という声を聞いています。

Aさんの右前腕は採血直後から腫れ始めました。採血の翌日，担当した看護師はAさんの勤務先に電話をして，その後の経過を確認し

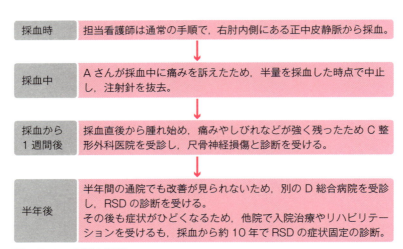

図 17-1　事例の経過

ています。その後も痛みやしびれなどが強く残ったため，採血から約1週間の7月26日にC整形外科医院を受診し，診断は尺骨神経損傷でした。

　その後6カ月間C整形外科医院に通院したものの顕著な改善は見られず，D総合病院に転院，採血事故から約1年後の1995年7月19日にRSDの診断名が追加されました。痛みやしびれは治まるどころかますますひどくなり，**採血事故から約3年後**の1997年10月には全身状態が悪化して脱水状態となりE病院に3カ月ほど入院しました。さらにF医療センターへ転院して投薬治療とリハビリテーションが行われたものの改善はなく，採血事故から約10年後の2004年12月3日に右上肢のRSDは症状固定との診断を受けました（図17-1）。

その後の展開

●地方裁判所の判断

　断続的に行われていた補償問題をめぐる交渉は，当事者の意見が真向から対立してなかなか折り合いがつきません。やがてB健診センターの採血ミスにより右肘の正中神経および前腕内側皮神経を損傷されRSDおよびカウザルギー（ギリシャ語で灼熱痛という意味）を発症，右腕，右手などに重篤な障害が生じたということで，Aさんは8180万円の賠償金を求める裁判を起こしました。

　裁判の証人尋問でAさんは，以下のような証言をしています。

- 看護師が採血針を静脈に刺し，注射筒の中に筋状の血液が流れ込んで間もなく激痛と違和感を感じ大声で「痛い」と言いました。
- 採血部を見ると看護師は両手で採血器を持ち，針を引いたり，ピストン部分を引いたりしていました。
- **痛いと言った後も看護師は採血針を進めたり引いたり**し，また立てたり寝かせたりして動かしていたので，引っかき回されるような鋭い痛みと右腕全体に痛みが走りました。
- 痛みに耐えきれず，「まだやるの，やめて！」と言うまで針を動かされ，ようやく採血針を抜いたのです。

　これが真実なら，とても乱暴でずさんな採血手技といわれても仕方ありません。しかし，担当したのは日常的に採血業務をこなすベテラン看護師です。法廷では次のように反論しました。

- 少し時間がかかっていたものの何ら無理なく採血していて，約3ccの血液を引いたところでAさんが駆血帯による痛みのためか「**痛くなってきました**」と普通の言葉遣いでおっしゃったので採血は**中止**しました。

- Aさんは大声で「痛い」などとは叫んでいないし，採血直後にうずくまったりなどしませんでした。
- Aさんが言うように，針を前後に進めたり，立てたり寝かせたりするような危険行為は到底考えられません。

　医療現場で働くわたしたちから見ると，この看護師の言い分はとても納得できる内容です．結局第1審の裁判官はAさんの主張をすべて退け，看護ミスはなかったと損害賠償請求を棄却しました．長年にわたり日常的に採血業務に従事してきたB健診センターの看護師を評価し，採血時に危険な行為はなかったことが認められ，RSDやカウザルギーにも罹患していないという判決結果に，関係者一同ほっと胸をなで下ろしたことと思います．

● 高等裁判所の逆転判決

　ところが，Aさんは第1審の判決を不服として控訴します．高等裁判所ではAさんの意を汲んだ主治医の意見がこれまで以上に強調され，「左右の手指が痛みで動かない，重いものが持てない，首・肩が痛く，頭痛耳鳴りがする，首・上肢の激しい痛みで気が遠くなる，体温調節がうまくいかない，暑さ寒さに弱い，冷房の風が痛く感じる，低血圧発作が起こる」こと，さらには腹痛，下痢，腰痛，発熱，脱水などの多彩な症状へ発展し「家庭生活，社会生活を円滑に送るに至らない」という後遺障害診断書が提出されました．

　一方でAさんを診察した別の医師は，「検査では異常がないのに所見以上に強い痛みを訴える」という病態に疑問を呈します．採血事故から1週間後に右29.5 kg，左37.5 kgあった握力が，約3年後に右握力は6 kg，障害を受けていない左の握力までもが12 kgへと低下したときに，「（RSDを発症して）普通6 kgの握力しかない場合はもう少し前腕の萎縮があってもいいはず」と考えました．やがて右上肢を使えなくなったというAさんを診察して，「医学的に合わない点もあり，器質的疾患のみのアプローチで解決できないところも多い」とカ

ルテに記載し，心因反応など精神的要素の関与を疑いました。しかも証人尋問で出廷した A さんは，握力がゼロのはずの右手でペットボトルのお茶を普通に飲むことができるという矛盾も明らかとなります。

　ところが裁判官から見た A さんはとても悲惨に映ったのでしょう。不適切な採血により片腕に重度の障害を負ったという，第 1 審とは正反対の考え方を示し，合計 3460 万円の支払いを命じる判決を下しました。判決内容は以下の通りです。

- 採血の際にやむを得ない特殊事情もないのに，注射針を静脈から逸脱させて腕の神経を傷つけたことは明らか。
- 採血中の痛みが駆血帯の縛り過ぎであれば，容易に改善可能だから，再度の採血の働きかけや説得もしないで採血を中止したのは極めて異常な事態。
- 採血の翌日に A さんの様子を確認するため勤務先へ電話したのは，非常に都合の悪い事情が存在していることを疑う。
- 採血直後から苦しい思いをしている A さんの証言は信用でき，RSD を発症したと考えて矛盾しない医学的所見もある。

　ただし，右腕が使えないのに骨萎縮や筋萎縮は軽微という医学的矛盾や，腹痛や下痢，脱水症など身体症状の悪化には心因反応の関与が考えられるとして，看護ミス 7 割，心因 3 割を認定しました。

再発防止のための事例検討

ここで事例のポイントを整理！

① 看護師の危険行為はなかったという証言は妥当性があるが，肘正中皮静脈を選択している
② 患者が痛みを訴えたため採血を中止した
③ 採血時の状況について患者と看護師の証言に食い違いがある

● RSDの特徴と患者の反応

　医療スタッフが日常業務で遭遇するRSDは，採血や注射などの処置後にまれに出現し，往々にして激しい痛みを執拗に訴えますので，その対応には手を焼くことになります。なかには，洋服を着たり，患部に風が当たっただけでも痛みが誘発されるアロディニアという症状が見られたり，皮膚の色が変化して光沢を帯びたり，または鱗状になったりしたのち，痛みが慢性化するとやがて筋肉や骨の萎縮が進行し，ついには腕や足が使えなくなってしまうこともあります。そして後遺障害が重くなればなるほど，看護ミスではないのかという声が高まるわけです。

　一方で採血を担当した看護師は，健診センターで日常的に数多くの採血をこなすベテランスタッフでしたし，これまでにも採血関連のトラブルをいくつかは見聞きしていたでしょうから，採血後の合併症について予備知識はあったと思います。

　そして時間はかかりましたが血液を3cc採取したところで，痛みの訴えを聞いて採血を中止しました。大声で「痛い」と騒ぐ患者を無視して，注射針を「立てたり寝かせたりして動かし」ながら，無理矢理採血を強行するなど常識的にはあり得ないでしょう。乱暴な手技で神経を串刺しにするような行為があったとは考えにくいと思います。

● **痛みを訴えた後の対応**

　誤解を恐れずに申し上げるなら，数少ないながらも採血や注射のときに大げさに痛がる患者がいるのも事実です。その対応に困り果て，精神科に相談した方がよいのではないかとさえ感じてしまう症例は決して少なくありません。

　そしてRSDには発症しやすい「遺伝的素因」が指摘されていて，交感神経緊張症（手足の発汗亢進），冷え性，片頭痛，赤面症，情緒不安定，依存性が高い，愁訴が多彩なタイプなどは要注意であるといわれています[2]。

　採血後に「痛い！　痛い！」と大騒ぎになれば担当看護師として申し訳なく感じるのが普通です。おそらく親切な気持ちから，採血の翌日にAさんの勤務先へ様子を尋ねる電話をしたことが，「非常に都合の悪い事情があったからだろう」と逆手に取られてしまいました。

再発防止のためにできること

① 危険の少ない部位を穿刺し，注射針は皮膚に対して浅い角度に保つ
② 痛みを訴えたときはすぐに注射針を抜き，途中で採血を中断する
③ 採血方針を明記した採血マニュアルを整備し，定期的な研修の中で周知徹底する

● **採血トラブルを回避する3つのポイント**

　採血トラブルは，たとえ経験豊富なベテラン看護師であっても全く無縁とはいえません。そして第1審と第2審で正反対の結末となったAさんの事例のように，ミスがあるかどうかの判断は裁判官によっても大きくぶれる可能性があります。そこで採血をするときには，少なくとも以下の3点を常に心掛けてください。

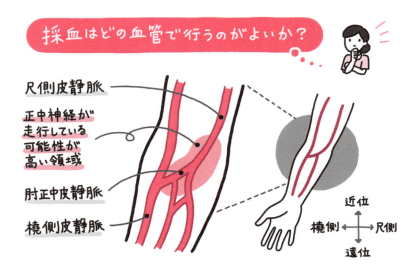

- なるべく危険の少ない部位を穿刺する。
- 注射針は皮膚に対して浅い角度に保つ。
- 痛みを訴えたときはすぐに注射針を抜く。

　採血を行う前腕には主に3本の静脈（尺側皮静脈，肘正中皮静脈，橈側皮静脈）があります。RSDでしばしば問題となるのは正中神経の損傷ですので，正中神経に近い尺側皮静脈はなるべく穿刺しない方がよいでしょう。そして患者によっては肘正中皮静脈の近くを正中神経がよぎる場合もあるため，最も無難なのは橈側皮静脈です[3]（イラスト参照）。

　なお肘の静脈採血が難しい場合には手首の静脈も候補となりますが，ここは痛みが強いこと，橈側皮静脈（手首の親指側）の近くに橈骨神経が走行しているため，神経損傷のリスクがあることは忘れないでください。そして皮静脈よりも深いところにある正中神経を傷つけないためには，皮膚に対して注射針は常に浅い角度を保つべきです。

それでも採血がうまくできず失敗を繰り返してしまうと，担当者にとっては少々格好の悪いことと思ってしまいがちです．つい「あなたの血管は細いわねえ……」とこぼしたくもなりますし，危ないとは知りつつも尺側皮静脈を探ったり，手関節の静脈に穿刺したり……採血の必要性を考えれば多少のリスクをとるのも仕方のないことです．しかし看護ミスと判断される事例の多くは，「やめてと頼んだのに採血を強行された」ことがトラブルのきっかけとなっています．したがって，採血時にしびれや電撃痛などが走ったとき，あるいは長引く採血で強い痛みを訴えている場合には，速やかに採血を中断して別の血管を探す，または採血担当者を変更するなどの対応が必要です．

● 採血マニュアルの存在が判決を分ける

　上記の方針を遵守していれば，採血後の RSD は不可抗力であるという主張も可能となり，採血担当者の責任が一方的に追及される事態を防ぐことができます．過去の裁判では，「採血時に皮神経を損傷しない穿刺部位を選択するのは現在の医療水準では不可能である」という判断[4]も示されていますので，過度な心配は不要でしょう．

　とはいうものの，採血のたびに前述の3点の注意を払ったことを後から証明するのは難しいですし，具体的な採血状況を漏れなく看護記録に残すのも現実的ではありません．ではどのようすればいいのでしょうか．

　前出の裁判例[4]では，「採血マニュアルに従って採血を実施したが，それでも神経症状が残存した」という証言が採用されて看護ミスではないと判断されました．すなわち，「採血の手順としてわたしたちは①〜③を必ず実行しています」という主張を裏付ける「採血マニュアル」の存在が決め手になったのです．それに加えて新人もベテラン看護師も定期的な研修の中で，この採血マニュアルを周知徹底しているということが分かれば，採血事故を減らす取り組みとなるのはもちろんのこと，トラブル解決に相当な効果を期待できると思います．

引用文献

1) 献血に際し試験採血のため前腕内側に注射針を穿刺したときの皮神経損傷が医療水準上不可避と判断された事例．判例タイムズ 1260：309-329, 2008.
2) 内西兼一郎，堀内行雄：反射性交感神経性ジストロフィーの病態．整形・災害外科 45：1311-1317, 2002.
3) 上肢の皮静脈について．日本臨床検査標準協議会，標準採血法検討委員会（編）：標準採血法ガイドライン　改訂版(GP4-A2)．p54, 日本臨床検査標準協議会, 2011.
4) 職場の健康診断における血液検査のため採血した際に前腕内側皮神経及び正中神経が損傷され，RSD（反射性交換神経性ジストロフィー）又はカウザルギーが発症したとして手技上の過失が認められた事例．判例時報 1595：106-109, 1997.

コラム 7
余った医薬品の持ち出し

■無断でワクチン持ち帰り接種[1]

A市立病院は11月16日，看護師，准看護師計3人が，患者に接種した後に余ったインフルエンザワクチンを無断で自宅に持ち帰り，自分の子どもに接種していたと発表した。3人は「廃棄するのがもったいなかった」と話している。ワクチンを接種した3人の子どもに健康被害はないという。記者会見した病院長は「医師の指示なく接種を行った3人の行為は，保健師助産師看護師法違反の可能性が強い」としている。

これまで厚生労働省は，医薬品持ち出しなどの不正を行った医療職に対し厳しい行政処分を科しています。2015年の処分で最も重いのは，1万1760本もの注射器を横流しして有罪判決を受けた医師への医師免許取り消しでした[2]。

2012年の新聞報道の後で市立病院は3名の看護師を懲戒処分とし，監督責任を問われた看護師長は訓告処分を受けました。また問題発覚後の院内調査では，退院や死亡で不要となった内服や坐薬などを持ち出して自分で使っていた看護師もいました。

今回問題となったインフルエンザワクチンは1バイアル1.0 mL（大人2回分）です。ワクチンは若干多めに充填されていて，2回使用した後もバイアルの底に少量のワクチンが残留しています。使用済の数バイアルをかき集めれば大人1回分になりますし，それをまとめて自宅に持ち帰り家族へ注射したくなる気持ちも分からないではありません。

しかし，それは明らかな違法行為です。「もったいない」と考えて節約するのは大事ですが，他人の薬剤，病院の備品にまで手を出すと厳しい処分が待っていることは肝に銘じてください。

1) 無断でワクチン持ち帰り接種．読売新聞，2012/11/17.
2) 厚生労働省ウェブサイト：医道審議会医道分科会議事要旨2015年9月30日．http://www.mhlw.go.jp/stf/shingi2/0000099464.html(last accessed 2016/08/18)

第 4 章

医療機器と看護事故

人工呼吸器や各種モニター機器，遠隔監視装置やPHS連動のナースコールなど，医療の進歩とともに質の高い看護が求められています。それでも電子医療機器を使いこなすのはあくまでも「人間」ですから，日常看護に忍び寄る「死角」にも目を向けてみましょう。

Case 18 鳴り響くモニターのアラーム

慣れが引き起こした重大事故

　ナースステーションにはさまざまな電子機器が設置されています。血圧，脈拍，呼吸数，心電図などの生体情報モニターをはじめとして，電子カルテの端末や画像診断のディスプレー，PHSと連動したナースコールなどが，ところ狭しと並んでいることでしょう。しかも昼夜を問わずピコン，ピコンという電子音が鳴り響き，その合間を縫うようにピピピピッーと異常を知らせるアラーム音がすると，思わずため息が出てしまいそうです。

　こうした電子機器をうまく使いこなすことができれば，正確な病態把握はもちろん，患者の状態の変化に先手を打つことができます。実際にアラーム音から容態急変を早期に察知して，首尾よく救命につながった事例も数多いことでしょう。重症患者が多い病棟であればあるほど，電子機器から得られる恩恵は計り知れません。

　ところが，モニタリング機器を増やせば増やすほど，よくも悪くも寸分の違いもなく病院内の出来事を記録することが可能となり，まさに「ガラス張り」の監視体制ができあがります。社会を震撼させる凶悪事件の容疑者なら，街中に張り巡らされた監視カメラが決め手となって事件が解決することもありますが，もし万全の監視下で看護事故が起こるとどうなるのでしょうか。Case 18 ではアラーム対応の不備をめぐる裁判例（2011年9月27日神戸地方裁判所）[1]を取り上げます。

事例：肺炎を合併した先天性心疾患の 24 歳男性

> **事例を読みながら考える 2 つの問い**
> ① 生体情報モニターのアラームをうるさく感じたことはありますか？
> ② 深夜帯にナースコールやモニターのアラームが次々と鳴っているときの優先順位をどのように着けていますか？

●重症肺炎で入院中の窒息事故

　A さんは生後間もなく先天性心疾患（完全大血管転位症）と診断され，新生児期および乳児期に開胸手術を受けた男性です。手術の合併症として脳梗塞，低酸素脳症を発症し，右上肢麻痺，右下肢不全麻痺，てんかん，知的障害などの後遺症が残りました。

　各種障害によりある程度の日常生活制限はありましたが，ご両親が養育環境を整えて介護をすることで，何とか自宅での生活を送ることができていました。しかし度々てんかんの発作を起こすとともに，肺炎や腸閉塞で B 病院への入退院を繰り返し，人工呼吸器による呼吸管理を余儀なくされ，メチシリン耐性黄色ブドウ球菌（methicillin-resistant *Staphylococcus aureus*：MRSA）や緑膿菌，真菌感染症の治療も難しくなっていました。

　A さんが 24 歳の 5 月 15 日，それまでにも繰り返し再発していた肺炎が悪化したため B 病院の呼吸器内科に入院となりました。肺炎の治療は難航して再び人工呼吸器が装着され，6 月 18 日には気管切開が行われました。

　気管切開に踏み切ったことで痰の吸引が容易となり，抗菌薬の効果も現れて全身状態はやがて改善し，7 月 4 日には抗菌薬を中止することができました。てんかんの発作も 6 月中旬以降は見られず，意識は明瞭，困ったときにはナースコールを押して自分の意思を看護師に伝えることもできました。主治医はそろそろ退院を許可してもよいと

考えて，7月6日には「心電図モニターは外してもいい」と看護師に指示，7月7日にはTピースによる酸素投与も中止となりました。しかし当時の看護サイドでは「念のため」ということで，退院までもうしばらくは心電図モニターを着けておく方針としました。

●突然の心肺停止

問題の事故は7月14日の未明に発生しました。その当時Aさんの入院していた3階病棟では，50名の入院患者を深夜勤の看護師3名が担当していました。事故発生時，病棟ではAさんを含む重症患者7名に心電図モニターを装着し，ナースステーションで遠隔監視していました。心拍数のアラームは下限が70/分，上限が120/分とされ，その音量は「少なくともナースステーション内には聞こえる程度」には設定されていたということです。

4：45の巡回時，担当看護師はAさんの呼吸状態が安定していることを確認し，気管切開孔から中等量の痰を吸引しました。その後は他の患者のおむつ交換やナースコールの対応に追われ，**ナースステーションに戻った5：32に，心電図モニターのアラーム音に気がつきます**。当時は，2名の看護師が他の患者のおむつ交換を行っていて，アラームに気付いた看護師はそれ以外のナースコールに対応していました。

すぐにAさんの病室に駆けつけたところ，心拍数は20/分前後の徐脈で呼吸停止状態であり，瞳孔はすでに散大していました。直ちに当直医が呼ばれて人工呼吸や心臓マッサージにより何とか自己心拍は再開しましたが，低酸素状態が長引いたために意思の疎通ができない状態となり，事故から約10カ月後に永眠されました（図18-1）。

入院時	肺炎が悪化しB病院の呼吸器内科へ入院。人工呼吸器を装着。
1カ月後	気管切開により容態が安定し，意識明瞭，ナースコールを押せるまでに回復。7月6日には心電図モニターを外してもよいとの医師の指示があるも，念のため装着したままとなった。
事故当日 4:45頃	巡回時，担当看護師がAさんの状態が安定しているのを確認し，喀痰吸引を実施し退室。
同 5:32頃	Aさんの心電図アラームが鳴っていたため訪室すると，すでに徐脈で呼吸停止状態，蘇生処置により心拍が再開するも意思疎通ができないほどの意識障害が残存。その後約10カ月後に死亡確認。

図 18-1　事例の経過

その後の展開

　B病院内の医療安全対策会議で事故原因を検証したところ，容態急変時に気管切開のカニューレが抜けかかっており，さらに左頸静脈に挿入されていた中心静脈カテーテルが体外に抜けていたことが報告されました。おそらくてんかんの発作によって無意識に中心静脈カテーテルを自分で抜いてしまい，気管カニューレをも引き抜こうとしたものの，気管カニューレはひもで首に固定されていたために半抜去の状態となり，それによって気管カニューレの末端が気管の壁に密着した結果，気道閉塞，そして窒息へと至ったのだろう，という結論でした。

●両親の理解は得られず

　病院側は残念な事故が発生したことに遺憾の意を表しつつも，「事故に至った原因はてんかん発作であり，精いっぱいの入院管理をしていたものの予測するのは難しかった」こと，そして「異変に気付いて

からは懸命な救命措置をしたものの結果的には間に合わず，低酸素脳症から死亡に至ったのは残念な医療事故ではありますが不可抗力でした」と両親へ説明しました。

　しかし，最愛の息子を24歳という若さで失った無念は予想以上でした。完全大血管転位症という先天性の疾患を複数回の手術で何とか乗り越え，熱心に在宅介護に当たっていた両親にとって，その喪失感たるや筆舌に尽くし難いほどの悲しみとなりました。その怒りは容態急変を早期に発見できなかった看護師に向けられ，厳しい責任追及が行われます。

　具体的な申し立ては，「そもそも気管カニューレをしっかり装着しなかったのがいけない。退院間近であっても巡回間隔は5分ないし10分とするべきなのに怠り，気管カニューレが抜けたか抜けかかってしまったのを放置した。患者の安全を考えれば常にナースステーションに看護師1名が待機するべきだ。心電図モニターのアラームが度々鳴るのをうるさく思い警報を解除したか，あるいは解除していたこと自体を忘れたか，またはアラームが何度も鳴るので大丈夫だろうと高をくくっていたので息子は命を落とした」というもので，3550万円の慰謝料を求める裁判となりました。

●モニターの心拍数と看護師の行動

　夜勤経験のある看護師であれば誰もが分かることですが，早朝の時間帯は起床に備えた投薬準備，バイタルサインの測定，おむつ交換などの通常業務に加えて，突発的なナースコールにも応じなければならず，それこそ休む間もなく看護業務に当たっていたと思います。

　この裁判の決め手になったのは，心電図モニターの内部に保存されたデジタル情報とナースステーションの防犯ビデオでした。

　実際にアラームが鳴っていた時刻の記録は心電図モニターに残されていませんでしたが，10分ごとの心拍数とそれに対応する時刻が保存されていました。これを見ると5：20の心拍数は37回/分，さらにその10分後には16回/分まで低下していました。一方で，ナース

ステーションの防犯ビデオの記録からは以下のような担当看護師の行動が読み取れます。

　担当看護師はナースコールへの対応のため，5：16：42にナースステーションを出て一連の処置を済ませた後，手洗いをするために約5分後の5：21：14にナースステーションに戻ります（❶）。そして25秒間ナースステーションに滞在して，306号室の患者のおむつ交換へ向かいました。心電図モニターの解析では5：20の心拍数は37回/分まで低下していたので，理屈の上ではこの滞在中にアラーム音が鳴り響いていたことになります。

　続いて5：23：59〜24：34までの35秒間もナースステーションに滞在して，その後は305号室のナースコール対応に向かっています（❷）。このときの脈拍数は記録に残っていませんが，5：20の脈拍数が37回/分，さらに5：30には16回/分まで低下しているため，その間に脈拍がアラーム設定下限の70回/分以上に上昇するのは不自然です。おそらくアラームが鳴っていてもおかしくはなかった，という状況でしょう。

　そして5：29：21〜31：04までの1分43秒の間，看護師がナースステーションに滞在したことを示す映像があり，5：30の心拍数は16回/分でしたので，ちょうどこのときもアラームが鳴っていた可能性があります（❸）。

●記録と証言のどちらを信用するか

　アラームが実際に鳴っていたのかどうかは確かめようのないことですが，担当看護師は，❶〜❸の時間帯にナースステーションに滞在していたとき，<u>「アラームが鳴っていたかどうかは覚えていない」</u>と証言します。当時の，複数の病室からひっきりなしにナースコールが鳴って休む間もなく駆け回っていた状況を考えれば，担当看護師の言い分を信用したいところです。さらに「アラームが鳴っていればモニターを確認して部屋を訪れるはずです」という正直な気持ち，「これまでアラームが鳴ってもしばらくすると鳴りやむ場合も少なからずあ

りました」という現場の状況も素直に証言しました。

　果たして，この看護師はうそをついているのでしょうか？

　もし心電図モニターに記録された心拍数の測定時間が，実際の時刻と10分でもずれていれば（そしてそれはしばしばあることですが），彼女のナースステーション滞在時にアラームは鳴っていなかったという正反対の事態となってしまいます。裁判の争点は極論すると，==心電図モニターや防犯ビデオを信用するのか，それとも看護師の証言を信じるのか==，という点に絞られました。

　判決では，裁判所は病院側の申し立てを却下し，看護師の怠慢で人の命が失われたのだから賠償金2550万円を支払うよう命じました。防犯ビデオの時計がずれていない限りアラームは鳴っていたはずだから，看護師の証言はうそだという判断でした。

　裁判所は，脈拍数が37回/分となった5：20直後，5：21：14～39の25秒間に患者の異変に気付き，すぐに当直医に連絡して対策を講じていれば患者は助かったと述べています。つまり，Ａさんのてんかん発作，それによる気管カニューレ自己抜去という，「病気」の影響は考慮されませんでした。

再発防止のための事例検討

ここで事例のポイントを整理！

① 心電図モニターの記録上，アラームが鳴っていたはずの時間帯があるが，看護師は気付いていなかった
② 心電図アラームに気付いて訪室すると呼吸停止状態であった

●気付いていたのか否か，「疑わしきは罰せよ」という驚くべき判断

　もしその当時のＡさんが重症で，いつ病状が悪化するか予断を許さず，バイタルサインに気を配っていなければならない状況であれば，そして看護師も余裕を持ってじっくりとモニターを監視すること

が可能であれば，裁判所のいうことも説得力を持ちます。そうした状況で異常を知らせるアラームが鳴っていた（あるいは鳴っていたはず）にもかかわらず，それに気付かないとはとんでもないと判断されても仕方ないでしょう。

ところが当時のAさんは退院間際で病状は安定し，「モニターは不要」と担当医が指示したくらいなので，今回のような急なてんかん発作とそれによる中心静脈カテーテル自己抜去，気管カニューレ引き抜きによる窒息事故は予想すらできませんでした。

しかも事故当時の3階病棟は，次々とナースコールが鳴り響いて休む間もなく看護師は駆け回っていましたので，わざとアラームを無視したとか，サボっていて気付かなかったというような悪質性は微塵もありません。目の回るような忙しさや，多種多様の電子音の中で，5：32までは心電図のアラームを認識することができなかった，というのが本当のところでしょう。

ところが防犯ビデオや10分刻みの心拍数などの状況証拠が，担当看護師のミスを連想させるのに十分だったせいか，「疑わしきは罰せよ」と言わんばかりの判決になりました。この事故は刑事事件ではなく民事裁判でしたので，「疑わしきは罰せず」という刑法の原則は適用されなかったという見方はできます。しかし刑事罰はなくても，「あなたの看護ミスで患者が死亡したのだから責任を取れ！」と言うのと同じことです。

これでは，個人が頑張れば医療事故を防げるという根性論を助長しないかと心配です。個人の責任を追及したところで同様の事故が減るとは思えませんし，画期的な再発防止策も思い浮かばないというのが本音です。あえていうならば，看護師の人員配置を増やして手厚い看護環境を整えることで解決できるかもしれませんが，それには多大なコストがかかり，現在の診療報酬制度の下では現実的ではありません。裁判所も医療体制にまで踏み込んだ判断は避け，個人の責任だけを追及して紛争を解決したのでしょう。

●教訓はアラーム対応についての見直し

とはいえ、この事故から学び取れる大事な教訓があります。各種モニター機器やそのアラーム対応についての見直しです。

病棟内で鳴り響くいろいろな電子音は、誰が聞いても耳障りでうるさいものです。しかし、あえて煩わしい音に設定することで医療従事者の注意を喚起するのがアラームの目的です。ところが誰しも経験があると思いますが、アラームが鳴るとすぐに消音ボタンを押したり、またはアラームが簡単に鳴らないような設定に変更してしまったり、あるいは人工呼吸器の回路交換時にテストラング*を付けてアラームを黙らせたことを忘れ、回路交換が終わっても患者に人工呼吸器を付け忘れてヒヤッとしたりなど、アラームにまつわるエピソードは数多くあることでしょう。

そして今回の裁判でも証言されていますが、**アラームは鳴ってもすぐに鳴りやむ場合があり、次第にこちらの感覚が「アラーム慣れ」する**ことがあります。「狼が来た」と叫ぶイソップ童話の少年と同じです。

しかし、本当に狼が来た（患者が急変している）のに適切な対応が遅れると、まさに取り返しのつかないことになってしまいます。

再発防止のためにできること

① アラームは、患者の死に直結する事態を察知する必要不可欠な「自分の目や耳の代わり」と考える
② どんな場合でも、たとえ空振りであっても、アラームへの対応を最優先にする

＊テストラング：人工呼吸器の動作確認を行う際に接続する袋。肺（ラング）の代用であるためテストラングという。

心電図モニターをはじめとするモニターのアラームは，患者の危険を察知する上で必要不可欠な「自分の目や耳の代わり」だと思ってください。

　したがってどんな場合でも，たとえ空振りであっても，アラームへの対応を最優先するように決めてください。もし，冒頭の「事例を読みながら考える2つの問い」で述べたように**ナースコールとアラームが同時に鳴っていたら，迷わずに「アラーム対応」**です。ナースコールを押す患者はすぐに看護師が駆けつけてくれると期待していますが，自らの意思でナースコールを押すことができるので多少の時間的余裕があるはずです。しかし，生体情報をモニターしている電子機器からのアラームは，それこそ死に直結する場合があるということを決して忘れてはいけません。

引用文献

1) 入院中の患者が呼吸停止状態に陥って植物状態になり，敗血症等により死亡した場合，心拍数モニターに係るアラームに気付かなかった看護師に過失があったとして，病院側の責任が認められた事例．判例タイムズ 1373：209-223, 2012.

Case 19 人工呼吸器の電源入れ忘れ

繰り返される重大事故

「**看護師書類送検　人工呼吸器止まり患者死亡**」[1)]という，ショッキングな見出しの事件が報道されたのは4年前のことでした。この事件の原因は，患者の痰を吸引するために看護師が人工呼吸器を外した際，鳴り響くアラームを消音しようとして人工呼吸器の電源をオフにした後，再びオンにすることなくその場を離れたことでした。同様の事故は過去10年以上にわたって繰り返され，これまでの苦い教訓はなかなか活かされていません。

人工呼吸器装着患者において事故が発生するのは，痰の吸引，口腔ケア，清拭，人工呼吸器の回路交換，加温加湿器への精製水補給，あるいはCT検査などの患者搬送の目的で，一時的に人工呼吸器を外したときに集中しています。そして当事者となった看護師はいずれも刑事事件として書類送検され，罰金刑や執行猶予付きの有罪判決という厳しい結果となりました（**表19-1**）。

いずれも，命綱といえる人工呼吸器が電源オフの状態であったことに看護師が気付かず，患者が死亡したという痛ましい事故でした。おそらく，やむを得ない事情もあったことでしょう。しかし，絶対に電源をオフにしてはいけない人工呼吸器を，理由はどうあれ看護師が人為的に停止させ患者が死亡したのですから，弁解の余地は全くありません。できることなら，人工呼吸器を使用する全国の医療機関に警鐘を鳴らし，二度と同じ事故を繰り返さないような対策を講じたいところですが，マスコミは懲罰的な報道に偏り，裁判所も当事者の過失の有無を判断するにとどまるため，なかなか再発防止につながらないのが現状です。

表 19-1　人工呼吸器に関連した重大事故

発生日	事故の概要と判決
2001年1月9日	看護師が患者を清拭後，人工呼吸器のメインスイッチをオンに戻さず患者が死亡した事案。裁判所は「人工呼吸器のメインスイッチをオンの状態にするのはもとより，清拭後も人工呼吸器が正常に作動して空気の供給が正常になされていることを確認し，事故の発生を未然に防止すべき業務上の注意義務に違反した」として，罰金50万円の有罪判決。
2003年11月28日	看護師が人工呼吸器の加温加湿装置の給水後に，人工呼吸器を作動させず患者が死亡した事案。裁判所は「給水作業後は，人工呼吸器を作動させ，その気道内圧計および胸郭の観察などを行い，酸素の供給が正常になされていることを確認し，事故の発生を未然に防止すべき業務上の注意義務に違反した」として，禁錮8カ月，執行猶予2年の有罪判決。
2007年4月25日	看護師が人工呼吸器の加温加湿装置の精製水を交換した際，一時的に切った電源を入れ忘れて患者が死亡した事案。裁判所は看護師の過失を認め，罰金50万円の有罪判決。
2011年10月8日	看護師が人工呼吸器の操作を誤り，入院中の患者が死亡した事案。業務上過失致死の疑いで書類送検。患者は小児麻痺で数年前から寝たきりの状態となり人工呼吸器を装着していたが，8日午前，看護師が喀痰吸引をした後，約7分間呼吸器から酸素が送り込まれない状態になっていた。別の看護師が気付き，すぐに人工呼吸器を作動させたが約1時間後に死亡確認。
2012年9月18日	先天性筋ジストロフィーで入院していた患者の人工呼吸器が止まって患者が死亡した事案。担当看護師が人工呼吸器の電源を切った後，入れ忘れたのが原因と断定し，看護師を業務上過失致死の疑いで書類送検した。

　そこでCase 19では**表19-1**の2012年9月18日の**人工呼吸器の電源が止まったことによる事故**を詳細に追跡して，医療スタッフへの教訓にしたいと思います。この病院では事故直後に緊急事態宣言を出して，外部委員を含めた事故調査委員会や改善対策検討会を計13回開催しました。そして事故からわずか4カ月で詳細な報告書を提出し，その全文をインターネット上に公開しています[2]。

事例：先天性筋ジストロフィーで療養中の 38 歳女性

事例を読みながら考える 3 つの問い

① 人工呼吸器の電源をオフにしてよいのはどのような場合でしょうか？
② 生体情報モニターのアラームが鳴らないのはどのような場合でしょうか？
③ 観察漏れをなくすためにどのような対策を取っていますか？

　A さんは 38 歳の女性で，幼児期から精神運動発達遅滞が見られ，先天性筋ジストロフィーと診断されました。2002 年 7 月からは B 病院に障害者医療に基づく長期入院となり，約 10 年が経過していました。知的障害は見られますが意識は清明で，単語レベルの簡単な意思表示はできました。しかし病状は進行して日常生活は寝たきり状態，経鼻経管栄養，散歩にはストレッチャーが必要でした。呼吸障害はあるものの，家族の希望で気管切開はせず，柔らかい顔面用マスクを用いた非侵襲的陽圧換気療法（non-invasive positive pressure ventilation：NPPV）を行っていました。やがて自発呼吸が弱くなってきたため，入浴時には医師がバッグによる補助呼吸をするなど，全面的な介護を必要とする状況でした。

　問題の事故が発生したのは 2012 年 6 月 12 日の日勤帯です。A さんは 10：00 の検温では血圧 80/45 mmHg，脈拍 92 回/分，体温 36 度 8 分と普段と変わらないバイタルサインでしたので，担当の C 看護師は午前中に口腔ケア，おむつ交換を行い，昼食の経管栄養注入を終了して経鼻胃チューブから注入バッグを外したのが 12：20 頃でした。その後 12：30 頃に C 看護師は，休憩を終えて控室から戻った D 看護師に簡単な申し送りをして昼休みに入ります。12：40 以降，D 看護師は A さんの病室から最も離れた病室の患者を中心にケアを実施していました。

入院治療の経過	入院当初は簡単な意思疎通も可能だったが，次第に病状は悪化。常時寝たきり状態となり，NPPVを行っていた。
事故当日 10:00	担当のC看護師が普段と変わらないバイタルサインであることを確認。口腔ケア，おむつ交換を行う。
同 12:20頃	昼食の経管栄養を注入し，経鼻胃チューブから注入バッグを外す。休憩に入るC看護師から，D看護師に簡単に申し送りがあった。
同 13:30	ボランティアからAさんの人工呼吸器が停止しているとの報告がある。人工呼吸器の電源がオフになっていてすでに心肺停止状態で，蘇生処置をするも14:56に死亡確認。

図 19-1　事例の経過

　約1時間後の13:30，Aさんを訪問したボランティアが「呼吸器が止まっているようだ」とD看護師へ連絡，すぐに訪室したところAさんは顔面蒼白で，脈は触れず，血圧は測定不能でした。このとき人工呼吸器のコンセントは接続されていましたが，電源は切れていたため，直ちに電源を入れて作動を開始させました。スタットコールを聞いて駆けつけた医師が心臓マッサージ，酸素投与，昇圧薬投与などの心肺蘇生を行いましたが，心肺停止の状態から回復せず，14:56に死亡確認となりました（図 19-1）。

　なお人工呼吸器内の記録によると機器が正常に作動していたのは12:28頃までであり，異常が発見されるまでの62分間，その電源はオフになっていたことが分かりました。

　また，Aさんには生体情報モニターが装着されていましたが，アラームは鳴っていませんでした。

その後の展開

　外部委員を加えた医療事故調査委員会および改善対策検討会では，事故の原因について詳細な検討が行われました。
　そもそも病院で定められていた人工呼吸器使用手順では，「機器交換」「回路交換」「離脱時」以外に電源を切ってはいけない決まりでしたが，Aさんの容態急変時には人工呼吸器の電源はオフになっていました。当時のAさんは，人工呼吸器のマスクを外しても約5分は自発呼吸が保たれますが，容態急変に気付くまでの約1時間は十分な呼吸ができなかったことになります。
　報告書では，痰を吸引するために一時的に人工呼吸器のマスクを外したところ，機器の低圧アラームが作動して大きな警報音が鳴り響いたので，C看護師がとっさに電源をオフにした可能性が述べられてます。そして，処置が終了して再びマスクを装着したものの電源をオンにせず，次の業務に移行したという可能性が考えられます。
　それでも，人工呼吸器が停止すれば，Aさんの心拍・呼吸・酸素飽和度の状態が悪化し，生体情報モニターが警報音を発して，早期に救命処置を講じることができた可能性があります。ところが残念なことに，モニターの送信機は電池切れの状態で機能しておらず，しかもその電池切れに誰も気付かなかったという2つ目の要因がありました。決してあってはならないミスが重なった医療事故だったのです。
　病院側は事実を家族へ説明するとともに，速やかに警察への届出を行いました。

再発防止のための事例検討

ここで事例のポイントを整理！
① 人工呼吸器の電源をオフにして吸引し，終了後もそのままにした
② 生体情報モニターが装着されていたが，送信機が電池切れだった
③ 守るべきルールの一部が形骸化していた

●院内の聞き取り調査

　この死亡事故を受けて，医療安全管理室がリーダーシップを発揮して直ちに再発防止に着手しました。まずは現場の実態を確かめる目的で，人工呼吸器に携わる看護師145名全員に詳細な聞き取り調査を行ったところ，135名(93.1%)は人工呼吸器取り扱いマニュアルを遵守していました。ところが，痰の吸引時に8名(5.5%)がテストランクを使用，2名(1.4%)が処置の際に人工呼吸器のスイッチを切ったことがあると正直に報告しています。つまりマニュアル上ではやってはいけないとされている危険な行為を，誰も見ていないところではついやってしまっていたということです。

　ルールを守らなかった理由としては，喀痰の排出が難しかったり，アンビューバッグでの換気が必要であったり，スクイージング・吸引を繰り返し行ったりする患者では，どうしても処置に時間がかかるため，そのたびにアラームが鳴り響くことが挙げられました。喀痰吸引は両手を使う高度な手技なのでいちいちアラームを切る手間が面倒で，わずかな時間であれば人工呼吸器のスイッチをオフにしても大きな影響はないだろうと考えていたことが一因でした。

　また，アラーム音を聞いた他のスタッフが駆けつけてくる事態を少しでも減らそうという，ある意味での「配慮」から，原則から外れた看護行為を行ってしまったという背景もありました。そのような行為を見かけても周囲のスタッフは「見て見ぬふり」をして，病院管理者も現状を把握しきれていないという状況も分かりました。

●医療スタッフに忍び寄る気の緩み

　重症患者を担当する医療スタッフであれば，事故に至った背景要因は十分に理解できますので，「他人事ではない」と感じることでしょう。B病院は入院基本料7対1の基準を満たしていましたが，昼休みや夜勤帯，緊急処置が必要な場面では人手不足になりがちでした。あれもこれもと，やるべき業務が次から次へと押し寄せてくると，どうしても余裕がなくなり，冷静に振り返れば「そのようなことは絶対にやってはいけない」と分かっていても，つい手順を飛ばしたり，後からつじつまを合わせたり……。

　人工呼吸器の事故には直接は関係しませんが，手順を飛ばすという意味でしばしば問題となるのが手指衛生・手洗いの励行です。感染症対策として1行為1手洗いは大原則ですが，世界的に見ても遵守率の低さが問題となっています。カナダで行われた調査では，大学病院でさえ手洗い励行の遵守率は日勤帯で31％，準夜帯で8％，深夜帯ではわずか3％でした。改善策として病棟に遠隔ビデオを設置したり，人感センサーによる警報装置を導入するなどの取り組みをすることで，手指衛生遵守率は著しく向上することが報告されています[3]。

　つまり人の目が行き届かないところでは，つい，やるべき手順を省いてしまいがちだということでしょう。しかし，そのような医療スタッフの気の緩みが，院内感染のアウトブレイクや，今回のような人工呼吸器の電源入れ忘れ事故につながるという現実にはぜひとも目を向ける必要があります。

●電池切れにいつ気付くか

　生体情報モニターの電池切れについて，看護師への聞き取り調査を行ったところ，「電池交換」を要求するアラーム表示を見て電池を交換している看護師は，208名中109名（52.4％）と半数程度で，88名（42.3％）はディスプレー画面が消えたことで「電池がなくなった」と気付き交換していました。つまり，画面が消えていることにスタッフが気付かない限りモニターは停止状態で放置されるという，危機意識

の低さがあらわになったということです。

電池が持つのは 24 時間の連続使用で通常 5〜6 日程度です。「電池交換」を促す表示は小さい上に，注意アラーム音はいったん消音するとその後は鳴りません。送信機が電池切れになる前にアラーム音を 5 分程度鳴らすものの，その音はとても小さく，人工呼吸器を多数使用している病棟で聞き取るのは困難なことも分かりました。

再発防止のためにできること

① 「人工呼吸器の電源をオフにしない」ための対策を取る
② 各種医療機器の消耗電池は定期的に交換する
③ 休憩時間や夜間帯の「ラウンド看護師」を導入するなど，観察の漏れをなくす体制をつくる

●「2 名体制」での吸引と体位変換

B 病院では，「機器交換」「回路交換」「離脱時」以外は人工呼吸器の電源を切らないという使用手順（マニュアル）を全職員に再度徹底して周知しました。その上で，これまで 1 人の看護師が行っていた吸引や体位変換を看護師 2 名体制で行うように体制を改善しました。多忙かつ人手が十分ではない看護現場では相当な負担になると思いますが，複数の目によって安全をより確かなものにするという点では非常に評価できます。さらに監視とまではいわなくても，前述した手指衛生遵守率の例を見ても分かるように，他者の目があるだけで緊張感が増し，原則を守る意識がより高まります。

●定期的な電池交換の実施

同時に病院が取り組んだのは，生体情報モニター送信機の電池切れ対策でした。前述の調査結果を踏まえて，人の目や耳で電池交換アラームに気付くのではなく，電池の残量とは無関係に定期的（週 2 回，

火曜と金曜)に電池交換を実施する制度を導入したのです。これは看護師にとって新たな業務の追加になり，病院側のコスト面でも負担増となりますが，痛ましい医療事故を防ぐという観点からは効果的な対策と考えられます。

●観察の死角をなくすためのラウンド看護師

いつも多忙で人手が足りない医療現場では，往々にして目の前の業務をこなすのに手いっぱいで，医療安全についてじっくりと考える余裕は少ないと思います。事故を起こしたＢ病院も同様であり，事故後の聞き取り調査で初めて「死角」があることに気付きました。当然守られていると思っていたルールの一部が形骸化していたのです。

重大な医療事故が起こると，多くの場合，当事者の過失のみがクローズアップされます。特に警察が介入した刑事事件となればどうしても再発防止への気運がなえてしまいます。しかし，わたしたち医療スタッフの使命は安全で安心な医療を提供することです。そのためには看護師個人の意識的行動もさることながら，全患者を漏れなく観察する方法を病院全体で取り入れるべきでしょう。

その点を重視したＢ病院では，死角となった昼食休憩時間のみならず，夜間も患者の観察に漏れがないように「ラウンド看護師」を置く体制を整備しました。こうした二重，三重の安全対策を講じることによって，同じような医療事故の芽を早い段階で，かつ確実に摘み取ることができます。

引用文献

1) 看護師書類送検 人工呼吸器止まり患者死亡．毎日新聞，2012/9/18.
2) 国立精神・神経医療研究センター病院医療事故調査委員会：人工呼吸器停止・モニター停止による死亡事故に関する医療事故調査委員会中間報告書．2012.
http://www.ncnp.go.jp/pdf/oshirase_121018.pdf(last accessed 2016/8/18)
3) Armellino D, Trivedi M, Law I, et al：Replicating changes in hand hygiene in a surgical intensive care unit with remote video auditing and feedback. Am J Infect Control 41：925-927, 2013.

Case 20 タオルケットに隠れたパルスオキシメーター

血中酸素をモニターしていたにもかかわらず窒息

　どこの病院でもすっかりおなじみとなったパルスオキシメーターは，患者の容態を診る上でとても頼りになる医療機器です．指先に着けた小さな装置で経皮的酸素飽和度（Sp_{O_2}）を簡単に数値化できるのですから，乳幼児から高齢者まで，あらゆる患者の呼吸状態をリアルタイムでモニタリングすることができます．

　Case 20 では，せっかく準備したパルスオキシメーターを十分に活用することができずに患者の容態が急変し，そのときの看護処置をめぐって裁判に発展した事例（2010 年 1 月 29 日千葉地方裁判所）[1]を取り上げて，その舞台裏を追跡することにします．

事例：髄膜炎と誤嚥性肺炎で入院した 38 歳男性

事例を読みながら考える 2 つの問い

① 酸素投与下の口腔ケアではどのように呼吸状態を観察しますか？
② パルスオキシメーターのアラームはどのように管理していますか？

　A さんは 38 歳の男性です．3 年前に職場が変わったことでストレスが多くなり，ひどい頭痛を自覚するようになりました．6 月 21 日に近くの脳神経外科を受診して頭部 CT スキャンを検査しましたが異常はなく，抑うつ的な症状もあり精神科的な要因が疑われたので B

病院の精神科へ紹介され，7月27日に入院となりました。

　ところが8月14日の朝，誤嚥を起こして顔面蒼白となります。SpO_2が76％まで低下したため，直ちに心肺蘇生が行われて何とか回復しました。その後誤嚥性肺炎を発症するとともに髄膜炎を疑う所見も見られたので，8月22日に精査治療の目的でC病院の神経内科へ転院となりました。

　C病院ではさまざまな検査が行われましたが，結核や真菌，細菌，ウイルスなど髄膜炎の原因を特定することはできません。同時に見られた誤嚥性肺炎もなかなか回復せず，X線写真では肺に胸水がたまり，黄緑色の痰が多量に引ける状況が続きました。そして炎症所見も改善しないまま，10月1日の午後に問題の事故が起きました。

● **口腔ケア中の急変**

　まず，看護師の観点から詳細を追いましょう。

　当時，Aさんの意識レベルはJCSで10（普通の呼びかけで容易に開眼する）から20（大きな声または体を揺さぶることにより開眼する）程度であり，意識障害が持続して嚥下障害も見られたため，絶食，飲水不可という指示が出ていました。しかも髄膜炎が原因と思われる項部硬直のため頸部はいつも右側に傾き，十分な意思の疎通はできません。そのためC病院の看護師たちは細心の注意を払った上で，全身清拭，陰部洗浄，口腔ケアなどの看護を行っていました。

　10月1日13：50の検温では，血圧151/111 mmHg，脈拍が120回/分，足の指先に装着したパルスオキシメーターのSpO_2は酸素（3 L/分）投与下で92％以上，誤嚥性肺炎の影響が残ってはいるもののいくらか体調がよさそうに見えました。そこで看護師2名は14：00過ぎから看護ケアを行うために訪室し，約10分程度で陰部洗浄を施行，その間Aさんの様子に異変は見られませんでした。

　引き続き2名の看護師は口腔ケアの準備を開始します。事前に注水ボトル，歯ブラシ，吸引カテーテル，バイトブロックを用意してから，ベッドを60度に起こして胸元にタオルを置き，開口を維持する

ためにAさんにバイトブロックを噛ませました。そして1名の看護師が注水ボトルから約5 mLの水を口腔内に注入し，左手でバイトブロックを持ちつつ指で口唇を広げながら，歯磨き粉を付けた歯ブラシを右手に持って上下の歯と舌をブラッシングしました。同時にもう1名の看護師が10 Frの吸引チューブを用いて，口腔内の水や唾液を吸引するという操作を繰り返しました。

　口腔ケアは順調に進みましたが，処置の途中で痰と水が絡んだような音がしたので洗浄を中止して口腔内をよく見たところ，上顎の奥に痰の塊が付着しているのに気付きます。そこで歯ブラシで痰の塊をこすり落として吸引してみましたが，吸引チューブの先に痰が付着して吸引できません。そのためチューブを外して洗面台で先端をよく洗い流してから，再び注水を開始したところ，Aさんの顔色が急に悪くなります。

　吸引不良と考えてチューブを10 Frから12 Frに変更してみたものの，痰は十分に吸引できないばかりか，みるみる顔面蒼白となりチアノーゼが出現しました。このとき，パルスオキシメーターのSpO_2は57％まで低下していました。

　大急ぎでベッドを水平にして酸素を3 L/分から7 L/分に増やし，吸引カテーテルを気管の奥に入れようとしましたが入りません。直ちにスタットコールを要請して救急カートを病室まで運び入れ，心電図モニターを装着しました。

　約5分後にスタットコールを聞きつけた医師が訪室。すでに呼吸停止状態であったため気管内挿管をしたところ，黄色粘稠痰が大量に溢れ出てきました。その後も懸命な蘇生措置が行われたものの，血圧は上昇せず，残念ながら約7時間後の22：04に死亡確認となりました（図20-1）。

●隠れていたパルスオキシメーター

　次に，家族から見た事故の経過です。
　このときAさんの両親は看護師たちのケアをずっと見守っていま

入院治療の経過	誤嚥性肺炎とともに髄膜炎の症状が現れたため，B病院からC病院へ精査治療目的で転院。転院後も原因が特定できず，胸水貯留や痰が大量に引ける状況が続く。意識障害と嚥下障害があったため絶飲・絶食。
事故当日 14:00過ぎ	バイタルサインの確認を行った後，看護師2名が陰部洗浄を実施。10分後に口腔ケアを開始。痰の塊が確認され，14:24に吸引チューブを交換するも，Aさんの顔色がさらに悪くなる。
同14:25	パルスオキシメーターの数値が57％になっていることが分かり，スタットコールを要請。
同14:30頃	医師が病室に到着。心肺停止状態のため，気管内挿管や蘇生措置が取られるも，約7時間後に死亡確認。

図 20-1　事例の経過

した。看護師が口腔内への注水を始めた直後から，母親は邪魔にならないように，Aさんの手を軽く押さえていました。ところが注水のたびにひどくむせて咳き込んでいるので看護師に「何だか苦しそう。大丈夫なの？」と声を掛けたのが14:22頃でした。

　その直後に痰と水が絡んだような音がするとともに，上顎の奥で痰の塊が確認され，14:24に吸引チューブが12 Frに変更されます。息子の顔色がどんどん悪くなっていくのに口腔ケアを続ける看護師へ「もうやめて！」と母親が叫び，14:25に，タオルケットの下に隠れていたパルスオキシメーターを見た父親が「酸素が57しかない！何やってるんだよ。これじゃ，溺れちゃってる状態だよ」と叫んだところで，ようやく看護師が注水を中止。すぐにベッドを水平にして酸素を増量し，緊急措置へとつながりました。

　つまり容態急変に気付いたのは両親の方で，口腔ケアに夢中になっていた看護師たちの対応が後手に回っていたのでした。しかもタオル

ケットの下に隠れていたパルスオキシメーターを見つけ出してSpO_2の表示が57％であったのを見たのは，付き添っていた父親だったのです。

その後の展開

●病院側は2回にわたり説明会を実施

　Aさんの急死は病院側にとっても全く予想できない事態でした。担当医師たちは，もともと心臓が弱っていたところへ大量の痰が詰まって死亡したと考えましたが，「心不全」という死亡診断書は作成できないため，直接の死亡原因を「肺炎」，発病から死亡までの期間を「5日」と記載した診断書を両親に渡します。

　ところが，死亡するまでの一部始終を見て医療ミスと確信していた父親は「それは違う」と抗議して死亡診断書を受け取ろうとしないため，直接の死亡原因を「誤嚥性肺炎」，その期間を「1日」，直接には死因に関係しないが直接の死因に影響を及ぼした傷病として「髄膜炎および肺炎」，その期間を「3カ月と16日」と書き直しました。

　そして死亡後2回にわたって，病院側（主治医，神経内科部長，看護師長，医療安全管理者，医事課長）は3時間以上に及ぶ説明会を開催し，口腔ケアの手順や死亡に至るまでの医学的な解説を行いました。それを要約すると，「心臓がかなり弱っていたことにより，口腔ケアで注入された水に押された痰が気管に詰まったことを引き金として，血圧が落ち，結果的に全身に酸素が行き渡らなかった。心臓が持ちこたえられなかったことが大きく関与している」というものでした。つまり，注水による口腔ケアを行っていたことや，タオルケットに隠れていたパルスオキシメーターに気付かなかったことは死亡には影響せず，病院側の看護ケアに問題はなかったというスタンスを取りました。

● **職務怠慢か不可抗力か**

看護師たちの処置が後手に回り窒息するまでの様子を間近で見ていた両親は，病院側の説明に納得することができません。

入院してから十分なコミュニケーションを取ることができないばかりか，誤嚥性肺炎を繰り返していた息子にとって，口の中を清潔に保つ口腔ケアが重要であることは，両親も理解はしていました。しかし母親が「もうやめて」と頼んでも口腔内への注水が続き，パルスオキシメーターを見た父親から怒鳴られるまで容態急変に気付かなかったのは，職務怠慢だと主張しました。

さらに，両親の気持ちを逆なでするように「心臓が弱っていたから死亡した」という説明が繰り返され，口腔ケアの影響やタオルケットに隠れたパルスオキシメーターについては言葉を濁す病院側に不信感を募らせて，8012万円の損害賠償を求める裁判を起こしました。

それに対して病院側はあくまでも不可抗力というスタンスを貫きます。口腔ケア開始後「2分」程度でSpO_2が57％まで低下した原因が気管に何かが詰まったことであるならば，咳き込んだりむせたりするはずである。それがなかったのだから，容態急変の原因は気道閉塞ではなく，重篤な髄膜炎が長く続いたことで衰弱していた心臓が力尽きたため，あるいは長期臥床による肺塞栓症だろうと反論しました。そしてパルスオキシメーターの数値を確認していなかったとしても，看護師は自分の目で患者を見て身体に触れることによって，五感を用いて顔色，口唇の色，発汗などを観察していたのだから，監視義務は果たしていたというものでした。

● **裁判所の判断**

原告・被告の主張には大きな隔たりがありましたが，裁判で注目が集まったのはタオルケットに隠れていたパルスオキシメーターでした。

裁判所は，「わが国の医療機関において患者の状態監視のためにパルスオキシメーターは広く用いられている。看護師らはチアノーゼが出現するまで患者の状態変化に気付いておらず，観察義務を十分に果

たしていたか疑問であるばかりか，チアノーゼが出現した後も吸引を焦るばかりで，パルスオキシメーターの数値が57％へ低下していることを家族が発見して初めて酸素を7L/分へ増量，救急蘇生を開始した。各種資料から推定して，口腔ケア開始後6分（病院側の主張は2分）でSpO_2が57％へ低下，それは患者が苦しそうな様子を見せてから3分後，チアノーゼに気付いてからも1分ほど経過した時点であった」と述べました。

そして，「もし早期に誤嚥による容態変化に気付いていれば，口腔ケアの中止，吸引方法の変更，酸素吸入療法，気管内挿管などの救命措置もより早期に施行され，死亡した時点においてもなお生存していたと認める高度の蓋然性がある」と結論づけ，病院側に2350万円の支払いを命令しました。

再発防止のための事例検討

ここで事例のポイントを整理！
① 誤嚥性肺炎で意識障害のある患者のパルスオキシメーターが，タオルケットの下に隠れていた
② 口腔ケアを行うため，パルスオキシメーターのアラームは一時的に鳴らない設定にしていた

患者の生体情報をリアルタイムで計測するパルスオキシメーター，心電図モニター，血圧モニターなどはとても優れた医療機器であり，不安定な病状の患者管理には欠かせないものです。これらは看護師の強力な味方となる一方で，Aさんの事例のように，数値が見えない，あるいはアラームが鳴らないなど，本来の目的を果たせないような使い方をすると，大変な事態を見逃すというリスクが潜んでいます。どこの病棟でも発生し得る今回のような事故を防止するためには，ぜひとも再発防止策を徹底したいと思います。

再発防止のためにできること

① 生体情報モニターはいつでも確認できるように見える場所に置く
② いざというときにアラームが鳴らないという事態を避けるためのアラーム設定基準を設ける

●モニターは見える位置に

　今さら言うまでもないことですが，大事なモニターがタオルケットの下に隠れていたなどという事態は絶対に避けなければなりません。Aさんのように足の指先にパルスオキシメーターを着け，口腔ケアのためにギャッチアップした場合には，タオルケットが足元で重なり表示部分が隠れてしまうことも予想できます。そして限られた時間内にテキパキと口腔ケアを済ませようと業務に集中すればするほど，ついパルスオキシメーターのことが頭から離れてしまっても不思議ではありません。

　しかし，意識障害があって意思の疎通が十分でない場合はもちろんのこと，特に呼吸器疾患で酸素投与中の患者に口腔ケアをする場合には低酸素状態が悪化するリスクを念頭に置き，モニターの表示をいつでも確認できるような準備をしてからケアを開始することが肝心です。

●処置中のアラーム設定の方針を決める

　そして2つ目がアラームとの付き合い方です。この事例ではSpO_2が57％まで低下してもアラーム音は鳴りませんでした。なぜなら，誤嚥性肺炎を繰り返して慢性呼吸不全となっていたAさんは，酸素投与で何とかSpO_2を90％以上に維持することができていて，口腔ケアのために注水を行うと酸素が十分に行き届かず呼吸状態が一時的に悪くなる，つまりアラームが鳴りっぱなしになってしまう状況だったからです。

　そういうときに皆さんはどうされているでしょうか。アラームが鳴

るたびにこまめに消音ボタンを押していますか？ **度々鳴るアラームに困って消音状態に**している場合はありませんか？　ここが本件における大事な教訓ではないかと思います。この事例では，パルスオキシメーターのアラームが消音状態になっていたのです。

　当時の担当看護師たちは決して怠けていたわけではなく，まじめで熱心なあまりに，「何だか苦しそう。大丈夫なの？」「もうやめて！」「溺れちゃってるよ！」という家族の発言が出るまで口腔ケアの処置に熱中してしまいました。ここでもしアラーム音が鳴っていたら，おそらく看護師の注意はパルスオキシメーターに向いていたことでしょう。あるいはアラームの消音ボタンを押そうと覆われていたタオルケットをめくることにより，早期にSpO_2の低下を察知していたかもしれません。

　せっかくの機会ですから，皆さんの職場でもいま一度アラームの設定基準の確認をしてみてはいかがでしょうか。各病院・各病棟では大まかなアラームの設定基準を設けていると思いますが，酸素投与下の患者の場合はアラームを消音設定にしない（処置中は鳴るたびに消音），あるいはアラーム消音設定が必要な処置を行うときには 2 人で行い，どちらかが常にモニターを監視するというような基準が考えられます。

　ハード面の対策では，SpO_2 変動の感度を調節でき，呼吸状態の悪い患者の小さな変動を無視し，大きな変動があった場合のみアラームが鳴るように設定できる機種を使用することも考えられます。

　この事例から学び取れる大事な教訓，「いざというときにアラームが鳴らない」ことが決してないように，慎重なモニター管理に取り組んでいただきたいと思います。

引用文献

1）看護師による口腔ケア実施の際，モニターがタオルケットに隠れて認識できないながらも実施継続し，患者が死亡した事例．医療判例解説 29：131-147，2010．

Case 21 残量ゼロの酸素ボンベ

酸素が尽きるまで観察を忘れた重大事故

呼吸状態の思わしくない患者にとって、酸素の供給は必要不可欠な医療処置です。入院病棟のベッドサイドにはたいてい中央配管の酸素が備え付けられていますので、指先に着けたパルスオキシメーターの経皮的酸素飽和度（SpO_2）が80％台に低下して呼吸不全が疑われるようなときには、すぐに酸素マスクや鼻のカニューラを用意して酸素補給を開始することができます。

そして自力で移動できない入院患者にCTやMRIのオーダーがあれば、ベッドからストレッチャーへ移し替えて検査室まで搬送しなければなりません。自らの研修医時代を振り返ると、大がかりな手術後の患者を数多く担当したこともあって、たくさんのチューブが装着された患者の搬送は一大イベントでした。足腰には多少自信があった当時のわたしは、体位変換用のタオルケットごと身体を持ち上げ、「ヨイショ！」と一気にベッド移動をしたものです。

もし自発呼吸のない患者であれば、ポータブルの人工呼吸器を挿管チューブに接続するなど、重装備で移動する様子はどこの病院でも日常的な光景でしょう。電動式の輸液ポンプや微量注入器は一時的に電源コンセントを抜いたとしても、内蔵された充電済みバッテリーによってしばらくの間は設定通りの輸液量を確保できます。ところが酸素については小型のボンベを用意して、ベッドサイドに備え付けなければなければなりません。

普通は短時間の使用に限られる小型酸素ボンベではありますが、危うくボンベが空になりかけたというような経験はありませんか？　Case

21 では酸素の残量ゼロに気付くのが遅れ低酸素状態となった事故（和解例）を取り上げることにします。

事例：認知症，誤嚥性肺炎を発症した 84 歳女性

事例を読みながら考える 2 つの問い
① 酸素ボンベの使用前・使用中に何を確認しますか？
② 小型の酸素ボンベの使用について，院内のルールはありますか？

　A さんは高血圧と脂質異常症のため，20 年前から B 市立病院に通院して内服治療を受けていた 84 歳の女性です。10 年前に軽い脳梗塞を発症したものの，リハビリテーションで手足の麻痺はほぼ目立たなくなるくらいまで改善しました。しかし認知症が徐々に進行して要介護状態となり，主に 60 歳の長女が介護を担当しながら，週 2 回のデイサービスと月 1 回程度のショートステイを利用していました。

　2 年ほど前からは食事のときにむせが目立ち始めるとともに，上気道炎を契機として咳や痰の量が増えることもしばしばで，近くの開業医に往診を依頼してその都度経口の抗菌薬が処方されました。高熱が見られたときには B 市立病院を緊急受診して，誤嚥性肺炎の診断で入退院を繰り返すこともありました。担当医師は誤嚥防止のため胃ろうの造設を勧めましたが，長女は何とか経口摂取を続けさせたいという思いから，なかなか胃ろうには踏み切れませんでした。

●誤嚥性肺炎の悪化で緊急入院
　4 月 15 日，A さんは 38 度 9 分の発熱とともに顔色が不良となり，呼びかけに対する反応も悪くなったので B 市立病院へ救急搬送となりました。血圧 154/102 mmHg，脈拍 110 回/分，SpO_2 76〜78％，胸部 X 線写真では両側下肺野の浸潤影とともに胸水も見られ，誤嚥性肺炎の再発と診断されて ICU へ収容されます。直ちにリザーバー

マスクによる酸素投与10 L/分，抗菌薬の点滴静注が開始され，SpO_2は何とか90％台を維持することができました。しかし今回の肺炎は難治性で，喀痰からはMRSAや緑膿菌も検出されました。

入院から1週間経ってもなかなか炎症所見は改善しませんでしたが，他の重症患者が次々と収容されることもあり，AさんはICUからナースステーション近くの個室へ移動となりました。この時点でも胸部X線写真で両肺野の浸潤影は依然として残り，リザーバーマスクの酸素投与は10 L/分から8 L/分まで引き下げられたものの，腎機能障害もじわじわと進行して予断を許さぬ状況でした。

●清掃作業のために酸素ボンベを準備したが……

施設の老朽化が問題となっていたB市立病院は，3年前に念願の新病棟が落成し，質の高い診療と同じくらいにアメニティの面でも県内有数のクオリティを自負していました。新しい病棟内はいつも整然としていて，病室や廊下，階段の清掃も行き届き，患者や家族の評判も良好でした。そして1年に1回は定期的に床面のワックスがけを行っていましたが，入院患者の迷惑にならないよう綿密な作業計画が練られていました。

Aさんが入院していた4階病棟も，5月の連休前（入院から10日後の4月25日）に床のワックスがけが予定されます。ワックスがけの作業中は，患者は室外で待機するため，Aさんはその間小型の酸素ボンベから酸素の供給を受けることになります。この日の午前中，Aさんは酸素8 L/分リザーバーマスク下でSpO_2が88～92％だったので，担当看護師らはAさんの呼吸状態が少し気になっていたものの，「ワックスがけをする限られた時間内であれば，病状への影響は心配ないであろう」と担当医師の同意も得られました。

ワックスがけの作業中，4階のフロア全体でベッド，床頭台や私物を廊下へ移動し，歩行可能な患者はデイルームへ，Aさんのような重症患者は一時的に廊下で待機することになりました。14：00頃看護師長から満タンの酸素ボンベを準備するように指示された看護師は，

すばやく小型の酸素ボンベをベッドサイドに用意して，輸液ポンプが電源コンセントを抜いても正常に作動していることを確かめたのち，他の患者のケアをするためにAさんの元を離れました。

　約40分後の14：40頃，たまたま病棟内を巡回していた担当医師がAさんの様子をのぞくと，顔面にチアノーゼが出現しあえぐような息づかいです。よく見ると酸素のリザーバーマスクがしぼんでいて，酸素ボンベの流量計は何とゼロになっていたのです。呼びかけにはかろうじて反応しますが，明らかな容態急変です。直ちに別の酸素ボンベに付け替えてアンビューバッグを用いたバギングを開始するとともに，血液ガスを測定したところ，pH 7.209，Pa_{O_2} 41 mmHg，Pa_{CO_2} 64 mmHg という低酸素血症，高炭酸ガス血症でした。

　すぐに長女に連絡を取って来院してもらい，担当医師はこれまでの経過とともに，場合によっては気管内挿管か気管切開をした方がよいと説明しました。できるだけ母親の苦しむ様子は見たくないと言う長女でしたが，最終的には気管内挿管に同意します。その後ICUに移動し，中心静脈カテーテル挿入，胸水穿刺，抗菌薬の変更をしますが，低酸素状態は改善せず気管内挿管が行われました。さらに十分な鎮静下に人工呼吸器が装着されましたが，敗血症が重症化して多臓器不全が進行し，Aさんは事故から5日後の4月30日に永眠されました（図21-1）。

その後の展開

●病院側の説明

　酸素投与が必要不可欠であったAさんに対し，酸素ボンベの残量ゼロに気付かず，数分間とはいえ無酸素で放置したことに，弁解の余地は全くありません。責任を感じた病棟師長，担当看護師，担当医師，医療安全担当の副院長は，Aさんの遺族に謝罪するとともに，なぜこのような事故が発生したのかについての説明会を行いました。

入院治療の経過	4月15日に38度9分の高熱のため救急搬送。誤嚥性肺炎の再発の診断で入院。リザーバーマスクによる10L/分の酸素投与と点滴を開始。 1週間後には8L/分へ引き下げられるも，予断を許さない状態。
事故当日	病棟の床のワックスがけのため，廊下で一時待機することに。小型ボンベでの対応について担当医師から許可を得る。 14：00頃満タンの酸素ボンベをベッドサイドに用意し，輸液ポンプとともに動作を確認してAさんの元を離れる。
同 14：40頃	たまたま巡回していた担当医師がAさんのチアノーゼに気付く。酸素ボンベの流量計はゼロとなっており，低酸素状態に陥っていた。
事故後	長女同意の下，気管内挿管などの処置が行われるも，敗血症が重症化，多臓器不全で事故の5日後に死亡を確認。

図 21-1　事例の経過

副院長「大事なお母様をお預かりしておきながら，酸素ボンベが空になるという医療事故を起こしたことは責任者として深く反省しております。心よりお詫び申し上げます」

長男「なぜこんな事故を起こしたのですか？」

病棟師長「当時のお母様は重症の肺炎にかかっていらしたので，多めの酸素を投与しないといけませんでした。個室のお掃除やワックスがけのために一時的に廊下に出ていただきましたが，その間に酸素ボンベが空になってしまいました。わたしたちがもっと早く気付いていたらよかったのですが，お母様以外にも重症の患者様がいらして，看護師たちは休む間もなく動き回っていた，というのが実情でした」

長男「『酸素が必要な母だったのに，ついうっかりしていて酸素がなくなってしまった』では言い訳にはなりませんよ。あなたたちは大

事な生命を扱う職業でしょう。どのように責任を取るつもりですか。肺炎で苦しんでいた母から酸素を奪ったらどうなるのか，皆さんに母の苦しみが分かりますか？」
担当看護師「わたしがいけなかったんです。もう少し頻繁にお母様の観察をしていればよかった。本当に申し訳ございません」
担当医師「おっしゃる通りで，酸素が数分間行き届かないことがきっかけで容態が急に悪くなったのは事実です。しかし，当時のお母様はとても重度の肺炎にかかっていて，MRSAや緑膿菌という抗菌薬が効きにくい細菌感染を起こしていました。さらに腎臓の機能も悪化し始めていて，今回の酸素事故がなくてもとても重症な経過であったと思います」
長男「どうせ母は死ぬ運命だったから酸素ゼロとは関係ないっていうのですか。100％言い切れるのですか？」
担当医師「100％とまでは申し上げられませんが，病態としてはとても重症でした。酸素が中断したのは多分数分間だけだと思います」

　担当医師の説明は確かにその通りで，医学的に見ればもし酸素供給の中断がなかったとしても，事故当時の多臓器不全はすでに悪化の一途をたどっていましたので，早晩致命的となる可能性が高い症例でした。とはいうものの，酸素残量ゼロという重大な事実がある以上，事故とは無関係な死亡と断定することはできません。病院側が提示した見舞金（100万円）は，遺族の想定した金額（交通事故による死亡賠償金と同等の3000万円）との隔たりが大きく，交渉は難航します。最終的には和解金1000万円で裁判は何とか回避することができましたが，病院スタッフの精神的な負担は計り知れないほど大きなものでした。

再発防止のための事例検討

ここで事例のポイントを整理！
① 満タンの小型ボンベを用意したとはいえ，使用中におよそ40分間も観察の間隔が空いてしまった
② ワックスがけ作業による病室移動のためという理由で，小型酸素ボンベを使用していた

　酸素残量の確認ミスによる医療事故は，過去にも度々繰り返されています。日本医療機能評価機構から公表される医療安全情報[1]によると，2007年1月～2010年9月に報告された酸素残量未確認事故は6件で，「移動の際に使用した酸素ボンベの残量がゼロになったため，患者の呼吸状態に影響があった事例が報告されています」という注意喚起が何度も行われています。

　おそらく，報告された6件はAさんの症例のように酸素がゼロになったことによって重篤な病態へ発展した症例と思われ，酸素ボンベが空になっても結果的に患者に影響のなかったケースを含めると，水面下では同様の事故は数倍，もしくは数十倍に及ぶことでしょう。

　これらを踏まえるならば，酸素ボンベ使用開始前の残量チェックはもちろん，使用中も残量を踏まえた頻回の確認が欠かせません。また，酸素ボンベを使用する機会を最小限にするように，院内のルールを見直すことも求められるでしょう。

再発防止のためにできること

① 酸素ボンベの残量を確認し，残り時間をできる限り正確に把握する
② 酸素ボンベ使用に関する院内ルールを整備する

　ベテランの看護師の中には，これまでに酸素ボンベの残量が危うくゼロになりかけた苦い思い出がある方もいるでしょうし，各病院では適切な対策を立てていることと思います。理想をいえば，小型の酸素ボンベを装着している患者にはずっと看護師が付き添って，患者の観察はもちろんのこと，酸素ボンベの圧力計を頻繁に確認すれば，このような事故を未然に防ぐことができるでしょう。

　しかし現在の医療体制では，看護師が 1 名の患者に常時つきっきりの看護を提供するのは非現実的です。そこで次に述べる 2 点に留意して同様の事故の再発防止に取り組んでいただきたいと思います。

● **酸素ボンベの残量を確認し，残り時間を把握する**[2]

　中央配管の酸素は病院全体で管理していますので，余程のことがない限り残量ゼロにはなりません。それに対して病棟で使用する小型の酸素ボンベ（500 L 型）は，内容積 3.4 L，満タン時の圧縮圧 14.7 MPa（150 kgf/cm^2）で最大 500 L の酸素が充填されていることになっています。もし毎分 10 L の酸素を使用した場合には，理論上は 50 分持つことになりますが，満タンで 500 L の酸素を充填できるのは気温 35 度のときであり，実際にはもっと早く残量ゼロになってしまいます。

　普段の病棟内は室温 20 度程度でしょうから，圧力は低下し酸素の体積も減少するので，80％程度の安全率（0.8 の安全係数）を見込み，実際に使用できるのは 400 L 程度と考えて，残りの 100 L は予備とした方が無難でしょう。そうするとあくまでも大まかな目安ですが，

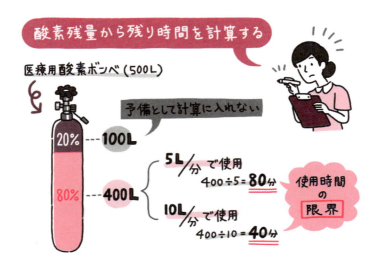

　10 L/分で40分，5 L/分だと80分程度が1本の酸素ボンベの使用時間の限界であることが分かります(イラスト参照)。

　酸素ボンベの使用開始前に酸素残量を確認し残り時間を把握することはもちろん，残量が少なくなる前に，使用中は一定時間ごとに酸素残量を確認し，残り時間を再計算する必要があります。

　さらに各病棟では，酸素ボンベの容量が1/2となったところで交換するように指導されていると思います。こまめに圧力計をチェックすることができればよいのですが，常時監視するわけにもいかない場合には，5 L/分の酸素を使用しているときで40分程度を交換の目安に，さらに30分程度で容量が1/2となる酸素流量は7 L/分以上ですから，高容量の酸素が必要なケースにはあらかじめ2本の酸素ボンベを準備しておくなどの対応が望まれます。

●酸素ボンベ使用時の管理ルールを

　上記にも関連しますが，小型酸素ボンベの残量が少なくなるとアラームが作動するような仕組みが，2015年に開発されました。しか

しこれまでのところ，こうした警報機付きの酸素ボンベは普及しておらず，わたしたちが普段慣れ親しんでいる血圧計や心電図，パルスオキシメーターのアラームのようにいつでも簡単に利用することはできません。

しかし緊急の場合を除けば，酸素ボンベを使用するのは入院患者の院内搬送時，鎮静薬を使用した内視鏡検査やカテーテル検査時など比較的限られた場面です。看護師が常時付き添える配置をしたり，酸素ボンベの管理簿などを活用して，酸素の残量から推定使用時間をあらかじめ予想して，残量確認や交換のタイミングを決めておくことも大事でしょう。

さらにAさんの事例のように，医療行為とは直接関連のない院内清掃時の一時的使用には，事前に清掃業者に「もし30分を超えて作業が続くような場合には必ず看護師へ報告するように」と指示しておけば，事故を未然に防止できる可能性があります。

なおB市立病院では今回の事故の反省から，原則として**看護師が常時付き添う処置や院内搬送を除いて，小型酸素ボンベの使用は禁止**となりました。つまり，多くの酸素が必要な患者に対し，病室内の清掃など不要不急時の小型酸素ボンベ使用は原則禁止という院内ルールを作成し，**ワックスがけは患者が退出した空室時に行う**という対応が図られることになりました。

引用文献

1) 酸素残量の未確認. 医療事故情報収集等事業　医療安全情報 No.48. 2010. http://www.med-safe.jp/pdf/med-safe_48.pdf (last accessed 2016/8/18)
2) 川村治子：酸素ボンベの残量，使用可能時間を計算する．川村治子：医療安全ワークブック，第3版．pp173-175, 医学書院，2013.

Case 22 救急外来での電話対応

CVポート感染の発見が遅れて下半身麻痺

　あらゆる病気の中で最も死亡率が高いのは，言うまでもなく「がん」です。日本人の2人に1人ががんにかかり，3人に1人ががんで死亡するようになりました。がんと診断された場合には，診療ガイドラインを参考に外科手術，放射線治療，化学療法などが検討され，医療チームが患者とともにがんと向き合うことになります。

　中でも化学療法の進歩は目覚ましく，従来の代謝拮抗剤，アルキル化剤，抗がん性抗生物質，微小管作用薬，白金製剤などに加えて，近年注目されている分子標的薬など，がんと闘う上で薬剤の選択肢が増えました。これらの多くは複数回の注射が必要ですから，治療期間が長くなるにつれ末梢血管の確保が難しくなりますし，また刺激の強い抗がん剤では静脈炎による疼痛のために注射を継続できない場合があります。そして，もし抗がん剤が血管外に漏れた場合には，皮膚に難治性の潰瘍を生じることもあります。

　そこでより安全・確実に抗がん剤治療を行う方法として，CVポートを利用する患者が増えてきました。これは皮下埋込型中心静脈アクセスポート（totally implantable central venous access device）と呼ばれる，中心静脈カテーテルの一種です。デバイス本体が皮下に埋め込まれることにより，皮膚からの穿刺が簡単となる上に，血管確保のための刺し直しがありません。そして，カテーテルが皮下に隠れるので外見は目立たないばかりか，日常生活への支障もなく，在宅療養にも適しています。

　その一方で，長期の使用によってカテーテルの破損や閉塞，薬剤の漏

出や感染などの合併症がありますから，日々の観察や慎重な感染症対策が重要なことは言うまでもありません。そこでこの Case 22 では **CV ポートの感染対策が後手に回り，患者に有害事象が生じた看護事故（和解例）** を取り上げ，チーム医療の重要性について考察してみたいと思います。

事例：非小細胞肺がんと診断された 67 歳男性

事例を読みながら考える 2 つの問い
① 外来通院患者で病状悪化が心配される場合，夜間休日の対応はどうしていますか？
② CV ポート感染を疑われた患者が発熱したと救急外来に電話をしてきたときどう対応しますか？

●肺がん術後の化学療法

　A さんは健康診断の胸部 X 線写真で異常を指摘され，非小細胞肺がんと診断された 67 歳男性です。県立 B 病院に入院となり，手術前の全身検査で明らかな他臓器転移は確認されず，胸腔鏡下の手術が施行されました。手術検体の病理検査では一部のリンパ節にがん細胞が転移していることが分かり，がんのステージはⅡb と診断され，退院後，複数回の化学療法が予定されました。

　もともと末梢の血管確保が難しい患者でしたので，早い段階から CV ポートが挿入されました。化学療法の 1 クール目は問題なく終了したものの，2 クール目の開始前 4 月 24 日に CV ポートが皮下で裏返しに反転していることが分かります。主治医は徒手整復を試みたものの修復は難しく，清潔操作下で再切開して CV ポートを元通りの位置に固定しました。

●予期せぬ感染症

　翌日4月25日の午後，Aさんから38度の発熱および悪寒戦慄が見られるという連絡があり，主治医が救急外来で診察。CVポートの創部に異常はなく，血液検査で白血球8200/μL，CRP 0.4 mg/dLと炎症所見も見られませんでしたが，念のためポート感染や敗血症を念頭に抗菌薬と解熱薬が処方され，2日後の外来受診が指示されました。

　4月27日の再診時には解熱していて，CVポートの創部痛や違和感，発赤や腫脹もありませんでした。ただし血液検査で白血球8700/μL，CRP 7.9 mg/dLと炎症所見が悪化していたので，血液培養検査をオーダーし，腹部超音波検査が追加されたものの，結果は陰性で肝膿瘍などの感染症も指摘されませんでした。

　主治医は薬剤性の発熱も考慮して抗菌薬をいったん中止し，解熱薬を追加処方。次回診察は連休明けの5月10日としました。このとき主治医は連休中の具体的な生活注意などは行わず，「**心配なことがあれば受診してください**」とだけAさんへ伝えました。

●救急外来への電話

　帰宅後しばらく微熱は続いたものの，食欲はあり，短時間であれば近所へ外出することができました。ところが5月4日頃から腰痛が出現。5月5日（病院休診日）には6時間ごとの解熱薬服用にもかかわらず39度の発熱があり，心配になったAさんは19：00に県立B病院の救急外来へ電話をかけます。

　対応した看護師が簡単に問診を取り，意識ははっきりしていて食事や水分摂取は良好なこと，多少の腰痛はあるが自制内であることなどを当直医へ伝えました。ちょうど救急外来が非常に混雑している時間帯でもあり，医師・看護師共に緊急受診の必要性は低いと判断。またAさんからも診察してほしいという明確な意思表示はなく，連休明けの翌日からは通常の外来診療が始まる予定でしたので，もしつらいようならば明日の午前中に外来を受診するようアドバイスしました。

　翌日5月6日の朝に報告を受けた主治医は，「もしかして感染症の

悪化？」という考えがよぎりました。連休前にCVポートの感染を心配していただけに，少し気がかりではありましたが，「何かあれば受診するだろう」と考えて，そのまま午前中の外来診療を開始しました。

　それから3日間，Aさんからの連絡はありませんでした。ところが5月9日の朝になって「両手が痛い」ということで診察希望があり，救急処置室で診察した主治医がCVポートを確認すると，創部は赤く腫れ上がっていました。直ちにCVポートは抜去。さらにCTやMRIにより左内頸静脈から鎖骨下静脈に及ぶ血栓性静脈炎，化膿性脊椎炎・椎間板炎，硬膜外膿瘍と診断されました。

　血栓は器質化していたため保存的に様子を見ることになりましたが，硬膜外膿瘍による対麻痺が急激に悪化，緊急で整形外科手術が行われました。手術後はさまざまな抗菌薬を使い感染症は沈静化したものの，両下肢の麻痺は残存してしまい，Aさんは車椅子生活を余儀なくされました。

　その後約1年は順調に経過しましたが，新たに肝臓への転移が発覚します。抗がん剤の動注療法や温熱療法が追加され病状は一進一退でしたが，やがて肝不全の状態となり，さらに脳への転移も確認され，肺がんの初診から約2年の経過で永眠されました。

再発防止のための事例検討

ここで事例のポイントを整理！
① 連休中は経過観察とし救急外来の看護師へ簡単な申し送りをしていた
② 休日の夜間に患者から電話があったが，重篤感はなかったので当直看護師は当直医に報告した上で，翌日の受診を指示した

● CVポート感染は不可抗力か

　CVポート感染から続発した化膿性脊椎炎・椎間板炎に加えて，整形外科手術が必要となった脊髄の硬膜外膿瘍は，肺がんの経過からは想像もつかない出来事です。そして医師や看護師など関係者の個別対応に目を向けると，感染症につながる不潔操作がなかったことはもちろん，大事な所見の見落としや，ずさんな患者管理というような医療ミスは指摘できないと思います。

　患者にとってCVポート感染に続発した「下半身麻痺」は予期せぬ残念な合併症ですが，非常に頻度の低い有害事象なので事前説明のしようもなく，主治医にとってもまさに寝耳に水といえる出来事でした。

　県立B病院では感染症対策マニュアルを整備し，定期的な職員教育を行うとともに，今回問題となったCVポートの管理もマニュアル通りに徹底していました。抗がん剤の注入時には，手指消毒，滅菌操作，血液逆流の確認，パルシングフラッシュなどを手順通りに行い，職員の感染症に対する意識も高く，これまでに深刻な感染症のトラブルは報告されていません。

　Aさんの場合もいつも通りにCVポートの管理が行われていました。ところが皮下で反転するというハプニングがあり，創部を再切開して元通りに修復するという操作を契機として創部感染を発症したことになります。もちろん，担当医や看護師は慎重な消毒や滅菌操作を心掛けていたのですが，それでも感染症を100％阻止するのは難し

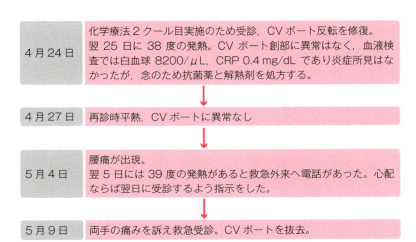

図 22-1　事例の経過

く，感染症という合併症自体に医療ミスはないと考えられます。

　問題となったのは，その感染症にいつの段階で気付き，どのタイミングで適切な対処をしたかということでした。もう一度時系列で振り返りましょう（図 22-1）。

　すべての病態が分かった現段階で検証するなら，4 月 25 日の発熱時から注意深く観察を続ける必要がありました。4 月 27 日の再診時は CRP が 7.9 mg/dL まで上昇していたものの血液培養検査は陰性でしたので，連休明けまで経過観察とした判断に問題はなかったと思います。

　ところが 5 月 5 日に救急外来へ A さんから電話連絡があった際は，腰痛と高熱という別の新たな病態が加わっています。したがってこの時点で積極的に来院を促し，創部を確認するべきでした。そうすればすぐに入院治療が開始され，約 3 日間の空白はなかったかもしれません。

●当事者への聞き取り調査

　病院内の聞き取り調査で主治医は，反転したCVポートを修復するために十分な消毒後に創部を再切開，短時間のうちに元通りにしたと証言します。また，連休中に容態が悪化する事態も考えて救急外来の当直看護師に，「肺がんの化学療法中の67歳男性，CVポートを入れてあるが発熱が見られていたので，連休中に何かあったら対応よろしく」と口頭で申し送りをしました。

　次に連休前に主治医から申し送りを受けた当直看護師は，反転したCVポートの創部再切開・修復後に発熱が見られていたこと，感染が心配されたものの血液培養は陰性であったこと，一般論として感染したCVポートは速やかに抜去した方がよいこと，などの知識はありました。そして5月5日の19：00にAさんから電話があったとき，当直医に，「当院で肺がん手術を受け，化学療法2クール終了した67歳の男性です。昨日から腰痛と39度の発熱があるという電話がありました。食事や水分の摂取は良好で，電話口の声もそれほどつらそうではありません」と伝えました。

　このとき救急外来の待合室は約20名の患者であふれていて，医師も看護師もてんてこまいであったこともあり，無意識のうちに「重症ではない」というニュアンスで当直医へ伝えました。後から振り返ると，Aさんから「診察してほしい」という明確な意思表示はなかったものの，診察を希望されているのかもしれないという雰囲気であったということです。

　一方当直医は，次から次へと診察待ちの救急患者を診察していた合間に，自院で術後化学療法を行っているAさんの発熱報告を受けました。すでに主治医が熱源の検索を行っており，食事や水分は取れていて，解熱剤も服用しているし，明日5月6日には病院の通常診察が始まるので，緊急で診察する必要性は低いだろうと考えました。本来は電子カルテを参照して主治医がCVポート感染を疑っていた事実などを確認する余裕があれば，来院を要請していたのかもしれません。ところが看護師からの報告に重症のような雰囲気は感じられませ

んでしたので，Aさんの背景について詳しく確認することなく，「調子が悪ければ再度連絡をするように」と看護師へ伝えました。**決して診察を断るような発言はしなかった**と証言しています。

　このように主治医も当直看護師も当直医も，各々はそれなりの対応を行っていたと考えられます。ところが，CVポート感染が元でAさんの両下肢は動かなくなり，その結果死亡するまでの約2年間は車椅子の生活となってしまいました。いったいどこに問題があったのでしょうか。

再発防止のためにできること

① 外来通院患者で病状悪化が心配される場合は当直スタッフと密な連携を取っておく
② 夜間休日に心配になって電話をかけてきた場合はなるべく来院を促す

　Aさんの事例は，たとえ早期に対応したとしてもCVポートの感染を封じ込めるのは難しかったのかもしれません。ところが連休中の出来事とはいえ感染症の治療開始まで3日間の空白を生じたのは紛れもない事実であり，その影響は決して無視することができないと思います。そして5月5日の救急外来でのやりとりを「診察拒否」と受け取ったAさんは，整形外科の手術が必要となった際に**「早く診てくれればこんなことにならなかった！」**という不満を口にしました。

　そして主治医は聞き取り調査に対して，もし5月5日の夜に直接自分が相談を受けていれば来院を指示したと思う，ともコメントしています。つまり医療スタッフ間のコミュニケーション不足が少なからず影響していました。連休前の申し送りでは，救急外来への多少の遠慮もあったのでしょうか，「何かあったらよろしく」という内容でしたので，当直の医師も看護師もアクティブな感染症と認識するまでに

至りませんでした。そして「症状が続けば来院するだろう」と患者側の積極的な受療行動を期待してしまい，裏を返せば「受診しないのは患者の責任」という思いにつながったようです。こうしたわずかな行き違いが重なった結果，肺がんとは直接関係のない両下肢麻痺という有害事象へ至りました。

　この事例から得られる貴重な教訓は，病態が悪化する前にできる限り医療サイドの方が先手を打つことです。通院中の患者から救急外来に「どうしたらよいか」という電話連絡があれば，大丈夫だろうと思ってもなるべく来院を促してください。たとえ空振りに終わっても，医療スタッフの手間が増えてしまっても，丁寧な対応を心掛けることによって，患者やその家族への印象は大きく変わると思います。

　県立B病院では感染症対策マニュアルを整備して，感染症をコントロールする病院全体の体制を強化していました。ところがAさんの事例のように，1人ひとりの患者に着目して将来予想される病態を防ぐ「個の視点」からは，決して十分な対応とは言えませんでした。入院中の患者なら相当な配慮はできても，外来通院中の患者に制約が加わるのは避け難いと思いますが，それでも医療スタッフ間の連携を強化する必要があります。

　最近の医療界で注目が集まっているトピックスの1つが「先制医療」です。超高齢社会では，単なる予防医療ではなく，もっと早い時点から医療が個々人の健康状態を予測して先手を打ち，病状の悪化を防ぐという考え方です。これは医療全体に応用可能な取り組みであり，危険を予知してできる限り有害事象を防止する「先制医療」を心掛けることが，より精度の高い医療安全につながると思います。

コラム8

コミュニケーション・エラー：研修中の苦い経験

　わたし自身にも気軽に語ることのできない苦い経験があります。一例を告白しますと，医師免許取得から数年後に勤務した総合病院での出来事でした。それなりに経験を積み，気管内挿管も中心静脈カテーテル挿入もテキパキと成功するなど，「先生うまいですね」という看護師の声も聞こえ始めた頃の脳槽CT撮影（腰椎穿刺で脊髄腔内へ造影剤を注入しCTスキャンを撮る検査）でその事故は発生しました。

　当時のわたしは患者への穿刺はなるべく1回にしようと，皮膚の消毒後は「局所麻酔なし」で最初からカテラン針を刺していました。まず腰の辺りを入念に消毒し，介助の看護師に「造影剤を下さい」と指示。18Gの注射針で造影剤を注射器に移し変え，準備が整ったところで麻酔なしでカテラン針を挿入，このときも針はすんなりと髄腔内へ到達し無色透明の髄液が流れ出てきました。髄液圧を測定した後，髄液の検体を5mLほど採取，引き続き造影剤を髄腔内へ注入して処置を終えました。「よし！　完璧な腰椎穿刺」と自己満足したのを今でも覚えています。

　ところが数分後「至急，先ほどの患者を診てください」というコールを受け病室へ駆けつけると，何と患者の両足が麻痺してピクリとも動きません！　まずいと思って撮ったCTでは緊急手術となるような出血や梗塞は見られませんでした。しかし，さっき注入したはずの造影剤がどこにも写っていませんでした。

　実は髄腔内へ注入したのは「造影剤」ではなく，局所麻酔用の「リドカイン塩酸塩」でした。誤って局所麻酔薬を髄腔内に注入したために起きた脊髄麻痺です。介助の看護師に「造影剤を下さいと言ったのになぜ局所麻酔剤を用意したのですか！」と聞くと，その看護師は，「先生は造影剤を下さいとおっしゃったようですが，わたしは聞いていません。どの病棟でも腰椎穿刺で最初に使うのが局所麻酔薬なので，わたしはリドカインを用意しました」と答えました。

　今から振り返ると，これは典型的なコミュニケーション・エラーです。最大の問題は口頭指示に対しての「復唱」を確認しなかったことです。そして造影剤と局所麻酔薬のバイアルは似たような大きさで，看護師が差し出したバイアルのラベルを確認しなかったことも，事故につながる要因の1つです。幸い脊髄麻痺は時間の経過とともに消失し，正直に謝罪したことで患者の理解が得られトラブルは回避できました。

おわりに

　ひとは誰でも健康でありたいと願い，平穏な今日が終われば必ず明日もその延長にあると思いがちです。永遠の生命など存在しないと頭で理解することはできても，普通に食事を食べ，日常の仕事をこなし，夜はゆっくりとベッドで休み，休日は好きなことをして過ごすだけで，健康が当たり前に思えてしまいます。
　ところがひとたび重篤な病（やまい）にかかると……。
　まさに「非日常」が展開されます。突然の痛みや意識障害，ひどい嘔吐や下痢などで病院に担ぎ込まれたなら，そこには過酷な現実が待ちうけていることでしょう。疾患が重症であればあるほど，ベッドの周りではピコン，ピコンという電子音が鳴り響き，身体のあちこちに何度も針を刺されるばかりか，全身にはまるでスパゲティのようにたくさんのチューブがつながれ，満足に食事を取ることもできず，これは夢ではないかと思いたくなるくらいです。
　そのようなとき，かけがえのない救いとなるのが看護師です。ナースコールを押せば駆けつけて，的確な処置やケアをし，あるときは患者の話を聴き，温かい言葉をかけてくれる看護師は，必要不可欠な医療スタッフです。
　私がこれまでに勤務した病院，診療所では，仕事のスキルの上でも人間的にも尊敬できる数多くの看護師たちと出会うことができました。しかも誰もがとても勉強熱心で，まじめに患者のことを思い，どうすればよりよい看護を提供できるか，患者が安心して疾患と向き合うことができるかを，常に考えていました。そうした頑張り屋の看護師をみると，つい応援したくなるのは私だけではないと思います。
　だからこそ，第一線で活躍している看護師の皆さんは医療事故とは無縁な業務を続けてほしいと思います。新人，ベテランを問わず大勢の看護師が，本書で取り上げた事例をことあるごとに思い出し，事故

を水際で防いでくだされば望外の喜びでもあります。

　最後に，本書の発行に当たっては，医学書院の伊藤恵さん，宇津井大祐さんに並々ならぬご援助を賜りました。この場をもって御礼にかえさせていただきます。

　2016年9月

長野展久

索引

●欧文
BPSD（behavioral and psychological symptoms of dementia） 2
CRPS（complex regional pain syndrome） 162
CVポート（totally implantable central venous access device） 214
JCS（Japan coma scale） 23
MRSA（methicillin-resistant *Staphylococcus aureus*） 177
NPPV（non-invasive positive pressure ventilation） 188
OPCA（olivo-ponto-cerebellar atrophy） 121
RSD（reflex sympathetic dystrophy） 162

●あ
アジ化ナトリウム 153
アラーム消音設定 203
アラーム慣れ 184
アロディニア 168
安全配慮義務 9, 81
アンチフリーフロー機構 151

●い
慰謝料 92
異食行為 64
医道審議会 52
医療安全情報 210
医療事故と医療過誤 50
陰性感情 18, 102

●え・お
永久気管孔 119
オリーブ橋小脳萎縮症 121

●か
戒告 52
介護服の耐用年数 68
カウザルギー 165
看護記録の矛盾 88

●き
義歯 84
期待権 28
帰宅願望 9
行政処分 52, 173
行政責任 92
業務停止 52

●く・け
クレンメ（クランプ） 143
刑事責任 92
結果回避 9
結果回避義務 8
  ―― 違反 9
現物保全 70

●こ
口頭指示の危険性 160
コミュニケーション・エラー 157

●さ
採血の部位
  ――, 尺側皮静脈 170
  ――, 肘正中皮静脈 170
  ――, 橈側皮静脈 170
酸素ボンベの使用時間の限界 212

●し
指差呼称 160
事実認定 118
消極損害 92

227

証拠隠滅　68, 90
承諾書，身体拘束の　20
褥瘡　94
　──　ガイドライン　102
書証主義　103
処罰感情　21, 110
人権侵害　61
身体拘束ゼロへの手引き　48
身体拘束の3要件　18, 27, 37, 63
診療ガイドライン，がん　214

●す・せ
スタットコール　122, 189, 197
生体情報モニター　176, 202
積極損害　92
説明義務　31
先制医療　222

●た行
体位変換　95
ダブルチェック　128, 138
注意義務　69
テストラング　184
床ずれ（褥瘡）　94

●な行
ナースコールの設置義務　61
日本医療機能評価機構　210
認証，電子カルテ　139
認証，バーコード　128, 135
認知齟齬　40
年金　92

●は
賠償額　92
賠償金　92

反射性交感神経性ジストロフィー
　　　　162

●ひ
皮下埋込型中心静脈アクセスポート
　　　　214
非侵襲的陽圧換気療法　188

●ふ
フールプルーフ　82
フェーズ理論　160
復唱　160, 223
フリーフロー　143
文書偽造　90

●ま・み
マニュアル
　──, 採血　171
　──, 入浴　80
　──, ハーバード大学の医療事故防止
　　　　50
　──, 輸血　138
民事責任　92

●め
メチシリン耐性黄色ブドウ球菌　177
免許停止　92
免許取り消し　52

●や行
輸液ポンプ　143

●ら行
ラウンド看護師　194
離床センサー　10